张氏 小儿推拿

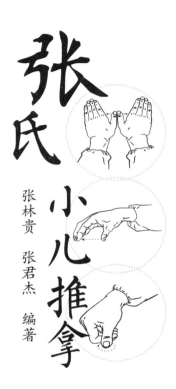

张林贵 张君杰 编著

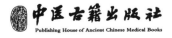

中医古籍出版社

Publishing House of Ancient Chinese Medical Books

图书在版编目（CIP）数据

张氏小儿推拿 / 张林贵，张君杰编著. — 北京：中医古籍出版社，2020.1

ISBN 978-7-5152-1962-2

Ⅰ.①张… Ⅱ.①张…②张… Ⅲ.①小儿疾病—推拿 Ⅳ.①R244.15

中国版本图书馆CIP数据核字（2019）第281332号

张氏小儿推拿

张林贵　张君杰　编著

责任编辑	杜杰慧　张雅娣
封面设计	韩博玥
出版发行	中医古籍出版社
社　　址	北京市东城区东直门内南小街16号（100700）
电　　话	010-64089446（总编室）010-64002949（发行部）
网　　址	www.zhongyiguji.com.cn
印　　刷	北京市泰锐印刷有限责任公司
开　　本	710mm×1000mm　1/16
印　　张	15　彩插　16页
字　　数	200千字
版　　次	2020年1月第1版　2020年1月第1次印刷
书　　号	ISBN 978-7-5152-1962-2
定　　价	78.00元

前　言

　　《张氏小儿推拿》系本人三世医者共同探索、积累数十年临床实践经验而成，其在三晋大地已逐渐形成的独特小儿推拿手法，在国内同行业中享有很好的声誉。本手法秉承准确诊断、合理施术、动静结合、意念随心之宗旨，力求在临床应用中达到最好实效。

　　读者系统学习或阅读本书须注重以下几点：

　　1.手法姿势在治疗中至关重要。因每一手法技巧和动作姿势都会影响到疗效，所以也只有运用好了标准姿势与灵巧动作才能更好地体现疗效。

　　2.手法动作的力度、节律务必适中。小儿肌肤柔弱，用力不可过重，频率也不能过快，唯有掌握好轻重缓急才能在施术过程中既不让小儿感到疼痛不适，又能恰到好处，达到所需治疗目的。

　　3.需把握好最佳的施治时机。手法是前提，疗效是结果，而施治时机则甚为关键，一般主张选择阳时（即白天）施治，只有选对施治时机才能取得最为满意的疗效。

　　笔者经多年实践，深刻体验到本书所载小儿推拿相关手法在临床应用中安全实用、作用独特、疗效显著，深受基层广大民众赞誉，但由于编写水平有限，难免存在不足之处，敬请各位专家、同仁批评指正。

另外，本书编写过程中曾得到社会各界多位朋友的大力支持，在此谨表示衷心的感谢！

张林贵

2018年4月20日

编写说明

　　我的祖父及父亲都是大半生受人尊敬的优秀医务工作者。祖父精研中医内科，父亲则自创一套独特的中医小儿推拿疗法为周围广大患儿服务。因受父辈熏陶，我自幼对医学产生浓厚兴趣。1993年9月至1997年6月，我有幸进入山西医科大中西医结合大专班学习。学业完成后，我有了一定理论功底，父亲即将一整套的小儿推拿疗法亲授予我，我也由此走上了从医之路。父亲自创的小儿推拿疗法是以中医辨证理论为基础，运用各种不同的手法在患儿体表特定穴位或部位进行操作，以调节改善儿童体质、提高机体免疫力的一种保健、治疗方法。多年临床实践证明，父亲独特的小儿推拿疗法对小儿常见病、多发病如呕吐、腹泻、腹胀、咳嗽、便秘、口疮、惊啼、尿床都有较好的疗效，尤其对于消化道疾病效果更佳。人生易老，时快如飞。转瞬父亲已经退休，我也年逾四十不惑。在父亲和我的身边常有一些在幼时治疗过的小儿早已长大成人成家立业，现在又抱着自己的小儿来找父亲和我求治。在治疗过程中，听到他们回忆起少时在家长带领下找我们看病的情景时，父亲和我总是感到莫大的欣慰，这份欣慰就是患者两代人对我们医术的认可和深深的信赖。但在感到欣慰的同时，父亲和我也感到了一份责任的存在，这就是需将这门独特的小儿推拿疗法加以更为系统的编撰、整理，并将之推广、传承，让它为更多的患儿服务。故此，我协助父亲开始了对小儿推拿疗法的再一次编撰、整理工作。

为把这一工作做好，我们首先进行了两年多的酝酿。在这两年多的时间里，我和父亲不断向周围一些具有丰富临床经验的儿科同仁虚心请教，不断查阅一些与小儿推拿有关的中医文献古籍并进行认真考究。2017年初编撰、整理工作正式开始，历经一年多时间终于完成。

本书图文并茂，以父亲自创小儿推拿疗法为主线，并兼容古今多位儿科医学前辈、老师对小儿疾病的诊断及小儿推拿疗法之心得体会和独到见解，从中西医两个方面，从小儿推拿的发展简史、原理、常用手法、常用穴位、诊断、治疗、保健等方面都进行了较为详细的论述，既对父亲原来的小儿推拿疗法在理论上进行了总结，又让它从多个方面得到了进一步的丰富和提高。

希望通过对本书的出版，能为广大小儿推拿爱好者技能的提高有所帮助。另外，由于本人知识的局限，书中难免会出现一些谬误、偏差和不足，也望读后能给予恳切的批评和指正。

张君杰

2018年4月26日

目　录

第一章　概　论

第二章　小儿推拿手法

第三章　小儿推拿疗法的常用穴位

第四章　小儿疾病的诊断方法

第五章　小儿常见疾病的治疗各论

第六章　小儿推拿在婴幼儿预防保健方面的应用

附　录　小儿推拿常用歌诀

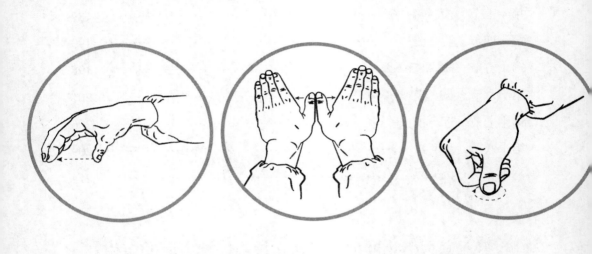

第一章

概　论

第一节　小儿推拿疗法发展简史

　　小儿推拿是推拿疗法的一个分支，它以研究推拿疗法对小儿疾病的治疗和预防保健为目的，是中医儿科学的重要组成部分。

　　推拿疗法是从我国古代的"导引""按跷"发展而来，所以又叫作按摩疗法，且"按摩"之称较早于"推拿"。远古时期，人类为求生存，就必须向恶劣的自然环境做艰苦的抗争。在抗争过程中，如身体某一部分受到外物的撞击而疼痛，甚至发生红肿等改变时，立刻用手抚摸几下，即觉缓解；如因饮食停滞胃肠而不适，用手在胸腹部推动或捶捣几下，也可感到轻松舒畅，这些都是人类最初的一种本能疗法。在这种本能疗法的基础上，日积月累地吸取了多方面的经验用之于医疗方面上来，便形成了推拿。在成书于战国时期的《黄帝内经》中，推拿疗法开始出现。对此，《内经·素问·血气形志篇》记载的"形数惊恐，经络不通，病生于不仁，治之以按摩醪药"等文句，可以证明这一点。

　　秦汉时期的《黄帝岐伯按摩十卷》[已佚失]的出现为后世小儿推拿疗法的发展奠定了基础。唐代孙思邈的《千金妙方》则首次将膏摩法（指特制膏剂与手法相结合的一种推拿疗法）应用于小儿疾病的治疗："治少小新生肌肤柔弱，喜为风邪所中，身体壮热，或中大风，手足惊掣，五物甘草生膏摩方"，并对小儿"项强欲死""鼻塞不通涕出""夜啼""腹胀满""不能乳食"等十多种常见疾病均有了较为系统的论述。另外，该书中"小儿虽无病，早起常以膏摩囟上及手足心，甚避风寒"，也是将膏摩法应用于小儿保健的最早文献记载。明代是小儿推拿发展的兴旺发达时期，其理论水平有了很大的提高。四明陈氏所编的《小儿按摩经》是现存最早的小儿推拿专著，书中提出了"病之虚实，虚则补其母，实则泻其子"的治疗原则，标志着小儿推拿从理论体系到临床应用已趋成熟。其后明太医龚云林撰写的《小儿推拿方脉活婴秘旨全书》，不仅论述了小儿推拿理论及具体操作，且载有儿科方脉，并使"按摩"有了"推拿"之称，是又一部对后世影响深远的儿科推拿专著。清代小儿推拿临床应用更为广泛，诊疗水平不断提高，并不断有所发展和创新，出现了一批著名的小儿推拿专著。其对后世影响较大的有熊应雄的《小儿推拿广意》、骆如龙的《幼科推拿秘书》、夏英白的《保赤推拿法》、张振鋆的《厘正按摩要术》、夏禹铸的《幼科铁镜》等。

新中国成立前，中医推拿一度处于低落状态，只在民间流传。新中国成立后，在党的中医政策指导下，中医学有了很大发展，小儿推拿也随之得到了新生，一些著名的小儿推拿专著不仅得以重印和再版，不少院校还成立了推拿系或推拿专业，对小儿推拿疗法开始了更进一步的推广和探索。同时，随着现代人们健康理念的更新，很多家长也都开始信任和采用纯绿色疗法小儿推拿为小儿进行保健和治疗。目前，该疗法已成为国际儿童保健、治疗的重要方法之一，在社会上受到极大的欢迎，这些都对中医儿科小儿推拿的发展，并能独树一帜地屹立于医界之林起到了积极的推动作用。

第二节 小儿推拿疗法的治疗原理

小儿推拿是以中医辨证理论为基础，运用各种不同的手法在患儿体表特定穴位或部位进行操作，以祛邪扶正、平衡阴阳、调和气血等方式来改善儿童体质，进而达到提高机体免疫力和自身修复能力的一种保健、治疗方法。小儿推拿应用广泛，可防治小儿内、外、五官、神经等科的疾病，治疗上具有操作简便、疗效显著、痛苦较小、副作用少的特点，治疗时又可替代部分化学药品，减少化学药品的毒副作用，增强小儿机体的自然抗病能力，预防病毒侵蚀和滋生，达到有病治病、无病保健的目的。

现代医学研究证明，推拿对机体各系统的生理功能均具有良性的调整作用。各种手法不仅是一种机械性的刺激直接作用于人体，另一方面还可以转化成各种不同的能量和信息，通过神经、体液等系统的传递，对人体的神经、循环、消化、泌尿、免疫、内分泌、运动系统以及镇静机制等都产生影响，从而起到治病保健之效用。推拿对胃肠功能具有显著的良性调节作用。如推拿背部的脾俞穴、下肢的足三里穴等，可在X线透视下观察到胃肠的蠕动得到明显调整，从而使胃肠的消化、吸收功能增强。现代研究也表明，对虚弱体质的患儿施行推拿手法后，其红细胞总数及白细胞总数均可增加，白细胞分类中淋巴细胞比例增高，白细胞吞噬能力也有不同程度的提高，因而推拿能增强人体体质，提高机体的免疫力。推拿可调整机体内分泌系统的生理功能。如掐揉四缝、捏脊，可使血清钙、磷上升，对因血钙低所引起的不适，有良好的调节作用，并能促进健康小儿的发育和生长。通过推拿脾俞、膈俞、足三里等穴，擦背部膀胱经，还能改善胰腺的分泌调节功能，对糖尿病患儿起到较好的辅助治疗作用。

小儿的生理特点是脏腑娇嫩，形气未充；生机勃勃，发育迅速。"脏腑娇嫩，形气未充"用中医儿科的概念术语讲，就是稚阴稚阳。小儿为稚阴，肌肤疏薄，毛发稀疏，脏腑娇嫩，筋骨不强，血脉短少，津液不足；小儿又为稚阳，阳气不充，防御、气化、温煦、推动、固摄能力低下。因此，小儿的适应能力差，调节修复能力也差。建立在这种稚阴稚阳基础上的阴阳平衡也是十分的脆弱和低下，易于阳病及阴、阴损及阳，或阴阳离决。生理上的稚阴稚阳决定了小儿对外界环境的被动适应性和依赖性，而小儿推拿作为一种环境因素，是一种良性的、有序的、双向调节性的物理刺激。因此，通过特有手法作用于小儿形体，扶正祛邪，匡正阴阳，能被小儿接受，能被内脏和形质感知，这是小儿推拿治疗的生理基础。"生机勃勃，发育迅速"即指小儿为纯阳之体。纯阳，即小儿的生长发育最为旺盛，对水谷精气的需求尤为迫切，相对地感到阴常不足，这说明小儿的代谢旺盛，循环快，吸收快，排泄快，生长也快。小儿的生长发育离不开一定的环境和物质，反过来，环境和物质又对小儿的生长和发育产生影响，如饮食、阳光、地理位置、语言、音乐、肢体的运动，甚至连各种姿势都关系到小儿的生长发育。推拿，作用于生长旺盛的小儿机体，能直接促进小儿生长发育。如对矮小身材小儿的推拿研究，发现可明显促进小儿长高；对脑瘫的治疗，又证明推拿能健脑益智。推拿还能增强小儿的脾胃功能，促进饮食摄入、腐熟、消化和吸收。

小儿的病理特点由其生理特点所决定。稚阳之体，易受外界环境变化的影响，又自身抗病能力差，调节能力也差。所以，病理上的表现是发病容易，传变迅速，外易为六淫所侵，寒暖不能自调，内易被乳食所伤，饮食不能自节，只有任人摆布，哭闹不已。尤其像感冒、咳嗽、哮喘、腹泻、乳蛾、黄疸、鼻渊、风疹团块等，更是小儿常见病、多发病。患病之后，一旦失治、误治，疾病则易于传变。如呕吐、腹泻易致亡阴亡阳之变；高热神昏，继之厥脱；感冒未愈，咳嗽又起；驱虫不慎，虫梗肠间。常常一日之内，证型数变，错综复杂。"脏腑薄，藩篱疏，易于传变；肌肤嫩，神气怯，易于感触"（清·吴瑭《温病条辨·解儿难》），"脏腑柔弱，易虚易实，易寒易热"（宋·闫孝忠《小儿药证直诀》），这些都是小儿疾病不易掌握和治疗的一面。另一方面，小儿毕竟单纯，病因大多是寒温失调，饮食失节，发育异常或疬气所伤，几乎没有七情六欲，故临床病种也比较单一。

对寒温失调所致的感冒、发热、中暑、咳嗽、哮喘等疾病，小儿推拿疗法有"凡身热重者，但捞明月，或揉涌泉，引热下行；凡身凉重者，揉外劳、板门穴，揉二扇门，推三关，揉阳位"（清·骆如龙《幼科推拿秘术》）之古训。对饮食不节所致的呕吐、泄泻、呃逆、腹痛、腹胀、厌食、脱肛、虫证、积聚、疳证等病变，推拿通过穴位补泻，以及脘腹部的直接操作，能调节胃肠蠕动，改善胃肠道血液循环和淋巴回流，加速消化液和各种酶类、抗体的分泌，促使炎症消散，利于组织修复。推拿还能有效地解除组织粘连、套叠、梗阻、扭转等机械性病理过程，对小儿虫证，安蛔镇痛的作用也比较明显。值得提及的是，这种治疗是在不用药、不进饮食、让消化道得以充分休息的条件下进行的（患者饮食减少或不思饮食，本身就是自我调节、自身修复的一种保护性反应。），因而其调整脾胃功能见效快，疗效肯定。对发育异常，五迟五软、斜视、消瘦、矮小、肌性斜颈、痿瘫等，也可通过推拿调整气血，养先天，补后天，并通过对骨骼、肌肉、经穴的直接作用，促进发育，增高益智，纠正生理缺陷。对疠气和时行疫毒传染病，如麻疹、风疹、水痘、猩红热等，小儿推拿疗法也积累了一定的治疗经验。

另外，小儿脏气清灵，随拨随应，虽然脏腑柔弱，但气血反应灵敏，脏腑发育、再生、修复能力强，只要调护得宜，一般恢复都较快。如病根在肾、病位在脑的解颅，虽然已是头颅畸形，但通过补肾经、掐揉二人上马、掐揉小天心、揉四神聪和掐揉百会等，仍可获得疗效。成人慢性咳喘为世界性难题，中西医均难以根治，而小儿推拿通过清肺经、补脾经、掐揉外劳宫、逆揉内八卦、补肾经、推膻中、分推肩胛骨缝等治疗常能祛病。再如小儿肌性斜颈、近视、弱视、斜视、脑瘫等，临床均强调早诊断、早推拿。若患儿年长，疾病日久，才重视治疗，便只能成为徒劳。这也体现了小儿推拿治疗与小儿生理病理机能之间的顺应性。

总之，小儿推拿的基本原理就是医者在中医辨证理论指导下运用不同手法，在小儿体表刺激一定的穴位或部位，通过能量转换、生物效应、经络气血之运行，激发、调动了小儿机体自身的调节作用，使机体阴阳平衡，自然抗病能力得以增强，进而达到防病、治病之目的。

第三节　小儿推拿疗法的特点

小儿推拿疗法的特点有：

1.在经穴方面提出了五指经穴通联的观点。

2.有适用于推拿特点的特定穴位。这些穴位大多集中于上肢及头面部，且不仅是点状，也有线状和面状。如前臂的三关穴和六腑穴都是线状穴，而手掌大鱼际平面的板门穴、腹部、胁肋、双侧腹直肌等则为面状穴。特定穴位的点、线、面状和分布特色，更能反映推拿手法治病为主的特点。

3.诊断中发展了腹诊法（腹诊推拿疗法起源于中国北部地区，系近代河北武邑骆俊昌老医师首创。腹诊推拿疗法较其他治疗方法更重视腹部诊查和推拿治疗，由于其治疗的主要部位是在腹部，患者经过腹部推拿治疗后，使异常的腹部形态得以改变，从而使患者的症状亦随之得到改善），治疗上很重视归经施治和五行生克的基本法则。

4.在推拿手法方面，强调以轻柔着实为主，要求轻快柔和，平稳着实，适达病所，形成了按、摩、掐、揉、推、运、搓、摇等八法为主的一整套小儿推拿手法和复式操作法。

5.在临床操作中，一是强调先头面、次上肢、次胸腹、次腰背、次下肢的操作程序（鉴于个人推拿习惯，本书推拿顺序为先上肢、次头面、次腰背、次胸腹、次下肢）；二是强调手法的补泻作用；三是重视膏摩的应用和使用葱汁、姜汁、滑石粉、凉水、温酒等介质进行推拿，这样既可保护娇嫩皮肤不致擦破，又增强手法的治疗作用。

6.小儿推拿的对象一般是指6岁以下的小儿，特别是3岁以下的婴幼儿。其治疗范围比较广泛，如泄泻、呕吐、疳积、便秘、脱肛、发热、咳喘、惊风、遗尿、肌性斜颈、斜视、小儿瘫痪等病症都有很好的治疗作用。

7.未病先防，提高小儿对疾病的抵抗力。小儿推拿对小儿强身防病的功能，主要体现在两个方面：①未病先防：通过推拿，小儿气血调和，经络通畅、阴阳平衡、正气充足，因此可以起到不生病、少生病的作用。②防病传变：小儿患病后传变较快，易发生危急状态，小儿推拿可以起到预防发病、防止传变以及发生危急病症的作用。

8.简单易学，方便易行。小儿推拿操作简单，易学易懂，只要按照要求，遵循它的规律，几次操作练习就可以掌握基本方法。小儿推拿是一种自然疗法，不需要任何器械、药品及医疗设备，只是依靠医者的双手在小儿体表部位施行手法，就可以达到防治疾病的目的。它不受医疗条件的限制，随时随地都可以实施。这样不仅应用方便，而且节省费用。

9.见效快、疗效高。临床证明，小儿推拿对小儿常见病、多发病都有较好的疗效，尤其对于消化道疾病效果更佳。对许多慢性病、疑难病，小儿推拿同样也有着较好的调治作用。

10.安全稳当，治病去根，不易复发。只要对疾病诊断正确，依照小儿推拿的操作方法合理进行施治，一般不会出现危险或不安全问题。慢性病复发的根本原因在于疾病所涉及脏腑或气血功能下降。推拿疗法根据中医基本理论，对于易反复发作的慢性病，都可以针对病因，通过手法施术，加强气血循环，恢复其脏腑功能，所以能达到治病去根的目的；对于急性病，本来其机体功能就没有多大损失，又加之按摩过程注意了功能的调治，更不会遗留病根；反复发作的病症，可因身体素质的调补减少再发机会。应用推拿疗法治疗疾病，不会出现反弹及任何并发症。对于身体虚弱的患儿，不仅可以治愈已发疾病，同时也提高了机体的免疫功能及健康水平。

（11）没有毒副作用，利于疾病康复。推拿是一种单纯的手工理疗手法，治疗中避免了某些药物中的不良反应或毒性反应，同时也纠正了药物中因剂量不适而对患儿身体所引起的不良反应或危害，是一种有利无害的治疗方法，完全符合当今医学界推崇的"无创伤医学"和"自然疗法"的要求。

（12）患儿治疗时无痛苦，易于接受。其他疗法小儿都要遭受痛苦，就是服药，患儿也难以接受，经常给疾病治疗带来困难；同时，又常因患儿不能和医生配合而影响疗效。应用小儿推拿疗法，患儿不会有任何痛苦感，甚至感到是一种享受，能够消除小儿在疾病治疗过程中的恐惧心理。

（13）预防保健，适用于家庭。小儿推拿除了有良好的治疗效果外，还有非常好的保健功能。经常运用小儿保健推拿，可以增强小儿体质、提高小儿的抗病能力，非常适用于家庭。

第四节　小儿推拿疗法的临证概要

一、小儿推拿疗法的适应证和禁忌证

1.适应证

小儿推拿治疗范围广泛，其适用于14岁以下的儿童，尤以6岁以下小儿疗效为佳，治疗病种上既包括呼吸、消化、泌尿、五官、运动等多系统常见疾病，又可治疗夜啼、惊风、抽动症、小儿脑瘫等疑难杂症，还可治疗流感、腮腺炎、手足口病等小儿常见时行病以及新生儿疾病。另外小儿推拿可以预防疾病，促进小儿生长发育，健脑益智。

2.禁忌证

（1）疮疡部位、烧烫伤部位、肌肤破损部位或正出血的部位。

（2）急性传染病的传染期，如水痘、麻疹、猩红热、肝炎、结核等。

（3）肿瘤等需做特殊治疗的疾病。

（4）骨折脱位及扭伤等证的急性期（24小时之内）。

（5）患有严重心、肝、肾等脏器疾病。

（6）严重的皮肤病或破溃的皮肤病患处。

（7）脓毒血症等严重感染性疾病。

（8）危重病症尚未脱离危险期者。

二、小儿推拿疗法的诊断、立法和处方原则

1.明确诊断

所谓明确诊断就是要根据中医望、闻、问、切四诊所收集的资料进行辨证确定病因、病位、病势、病机，分清主次矛盾明辨标本关系，并充分利用西医学的各种检测手段明确诊断，以进一步制定合理的治疗方案。

2.制定合理的治则、治法

现代常用的中医儿科治法主要有疏风解表、止咳平喘、清热解毒、消食导滞、利水消肿、驱虫安蛔、镇惊安神、醒脑开窍、健脾益气、培元补肾、凉血止血、活血化瘀、回阳救逆、燥湿理气、益气养阴等。依照治病求本的原则，根据具体病机制定出合理的施治方案。

3.处方选穴原则

（1）根据病情，做到整体与局部的配合。以整体调整为主，局部配合为辅，如此正确掌握，才能体现本、标治则的科学性，以及防止出现本末倒置。小儿推拿常用的前臂、手部穴与躯干穴相配，俞募穴与下合穴相配，俞募穴与五输穴相配，躯干穴与上下肢穴相配都体现了这种原则。

（2）根据不同的病症需要，选取不同的推拿穴位或部位。

总之，辨证准确、治法合理、选穴精当，才能得心应手，达到良好的治疗目的。其次，在应用小儿推拿治疗的同时，要注重中西医结合。经验证明一些无明显感染的腹泻、呕吐，无器质性改变的腹胀、腹痛等疾病通过推拿治疗一般都会取得满意的疗效，一些有明显病毒、细菌感染等因素存在的感冒、痰咳等则要在配合西药治疗后疗效才会更佳。

三、小儿推拿疗法的时间选择、手法质量要求及疗效、疗程判断

根据小儿为稚阳之体，易受外界环境变化的影响，上午阳气生发为治疗最佳时刻，下午次之，入夜阳弱阴盛不利于疾患恢复，故在小儿推拿时间的选择上有上午推下午不推，下午推晚上不推之说。

在施行推拿治疗时，则要求医者必须精力集中，详细、认真、准确的施行各种手法与操作。小儿推拿的基本要求是持久、均匀、柔和、平稳、深透，并根据患儿年龄大小等特殊情况相应做出力度、频率、时间上的调整。

在医者施术中还应仔细观察患儿的反应，体会指下的感觉，中病即止。推拿后如果小儿出现面色润泽，呼吸调匀，舌色淡红，舌体柔软，指纹推之流畅，头面、胸腹、腰背等操作部位的皮肤微红、温度稍增或有少许潮润，操作者感觉指下顺畅，即说明推拿已经起效。病有新旧之分，症有轻重之别，推拿的次数及治疗时间长短不一，需因病审定。一般治疗每日一次，重症者可每日二次；新病多在数日内痊愈，慢性病者则两周或四周为一疗程。

四、小儿推拿疗法的介质

1.粉剂

小儿推拿最常用的介质是滑石粉，有清热燥湿、滑润皮肤、防损止痒的作用。

2.油剂

一般用以香油（麻油）浸渍药物的浸出剂，或和药粉拌成的药膏，也可用一些成品油制剂如液体石蜡、芦荟膏等。

3.水剂

一般用温热水浸泡或煎煮适量的药物，取其水溶液备用。如辛温、辛凉解表药麻黄、菊花的水剂，清热解毒药黄芩、黄连的水剂，治疗风寒咳嗽时所使用的葱根、生姜的水剂等。实热证较重时则蘸凉水推之。

4.温酒

寒证或虚寒证引起的发热、咳嗽、腹痛、腹泻、呕吐，惊骇所致的夜啼等蘸温酒推之，或以掌带酒点火按之。

五、小儿推拿疗法的其他注意事项

（1）施术者态度和蔼可亲，指甲修剪清洁，冬天保持双手温暖。

（2）治疗室内光线充足，空气流通，室温一般保持在28℃左右。

（3）操作时以患儿左手为主，手法轻重适宜，熟练应用。

（4）施术结束后要做好医嘱，耐心解释患儿家长提出的问题，讲明术后应注意的事项，如饮食营养的调剂，配合治疗的方法及要求，以及预约下次诊治时间等有关事宜。

（5）在推拿治疗无明显效果时，及时分析原因，调整治疗方法。

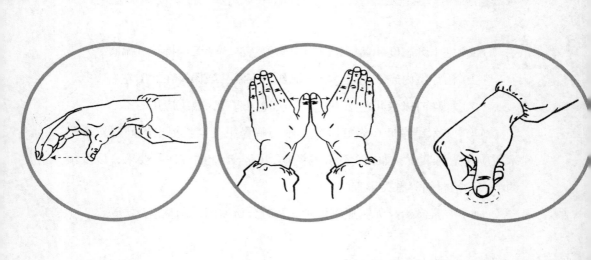

第二章

小儿推拿手法

第一节　小儿推拿疗法的手法概要

　　小儿推拿手法是医者用手或借助一定的器具（钱币、汤勺等），按照各种特定的、规范的动作，在患儿体表进行操作的方法。在推拿施术过程中，同一操作部位要先清后补，先表后里，先重点后一般，同一体位则要先上后下。轻柔手法在前，刺激重、快、少的掐、拿、捏等法在最后进行。如遇到急救时，则根据病情需要先用强刺激类手法。

　　小儿推拿操作次数一般以每个部位50～300次为准，并根据患儿病情、体质而定，因人而异。手法的补和清泻与方向有关：在线状穴位上操作，向心推为补，离心推为清；在点状、面状穴位上操作，顺时针揉为补，逆时针揉为清泻；在摩腹时顺时针为清泻，逆时针为补。诸穴轻刺激为补，重刺激为清泻；急摩为清泻，缓摩为补。虚中夹实，先补后泻；实中夹虚，先泻后补。拿法多为清泻，摩法多为补，部分特殊穴位或部位的操作则不拘泥于常规。

第二节　小儿推拿常用基本手法

一、推法

　　直推法：以拇指桡侧或指面（又名指腹），或食、中二指指面着力于患儿身体表面特定穴位或部位，做直线推动。

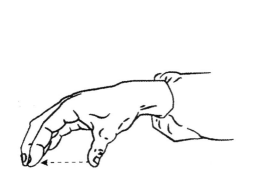

图2-1　拇指直推法

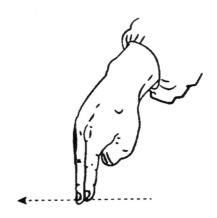

图2-2　食、中指直推法

旋推法：以拇指指面在穴位上做顺时针或逆时针方向的旋转推动。

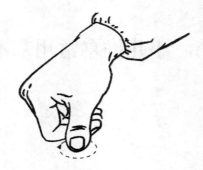

图2-3　旋推法

分推法：用两手拇指指面或桡侧，或食、中二指指面，自穴位向两侧推动，或做"八"字形推动，又称分法。

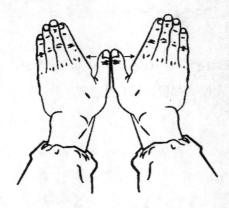

图2-4　分推法

合推法：用两手拇指螺纹面自穴位两旁向穴位合拢，动作方向与分法相反，又称合法，如合手阴阳。

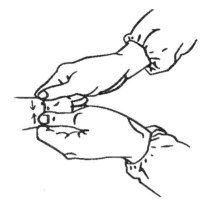

图2-5　合推法

【注】清代熊运英曰："凡推动向前者，必期如线之直，毋得斜曲，恐伤动别经而招患也。"另，沿前胸第1～4肋间由正中线向两侧分推称为分八道，可宽胸理气；沿背部肩胛骨内侧缘自上而下做八字形分推称分肩胛骨缝，可化痰止咳，二者常联合应用。

二、拿法

用拇指与食、中二指相对用力提捏住小儿某一部位或穴位，进行持续、有节律的揉搓动作称为拿法。可单手进行，也可双手同时进行。

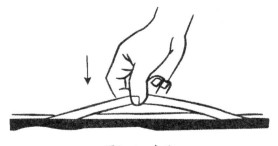

图2-6　拿法

【注】提拿揉捏动作要连绵不断，用力要由轻到重，再由重到轻，且记不可忽然用力或施用暴力。

本法刺激性较强，临床上多用于急救或急性病证。常用于颈、肩、四肢穴位，治疗惊风、外感头痛、项强、四肢关节及肌肉酸痛。

三、按法

用拇指端或中指指端或掌根在选定的穴位上用力向下按压，一压一放地反复进行，称为按法。

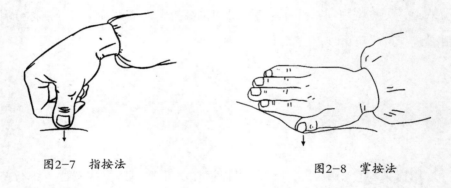

图2-7　指按法　　　　　　　　　　　　图2-8　掌按法

【注】掌按时以热掌按百会、神阙、丹田等穴位和部位可增强祛寒、补虚、镇惊等效用。按法常与揉法相组合。

四、揉法

用中指端或拇指端吸定于穴位上，以腕关节主动回旋，掌指关节协

22

调屈伸旋转，做节律性环转，为指揉法；用掌根或大鱼际吸定一定部位，手腕关节主动回旋，带动前臂做顺时针或逆时针方向旋转活动，称掌揉法。

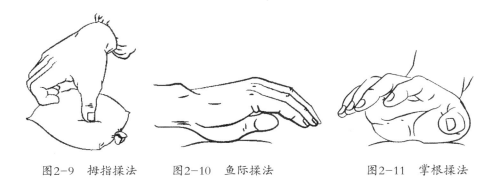

图2-9　拇指揉法　　　　图2-10　鱼际揉法　　　　　　图2-11　掌根揉法

五、摩法

用食、中、无名、小指四指末节指面或掌面放置于穴位上，以腕关节为中心，前臂、掌、指做顺时针或逆时针方向的环转抚摸动作，称为摩法。以指面着力称为指摩法，以掌面着力称为掌摩法。

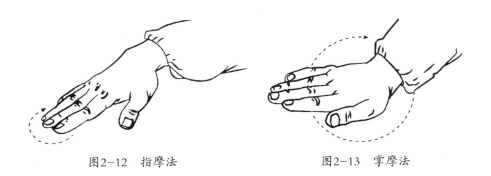

图2-12　指摩法　　　　　　　　　　图2-13　掌摩法

【注】明代周于蕃说："摩以去之。"又有《石室秘录》说："摩法不宜急，不宜缓，不宜轻，不宜重，以中和之义施之。"本法需较长时间操作，以指摩时局部产生温热感或掌摩时感觉到胃肠蠕动为宜，直接接触皮肤时需使用介质。掌摩法以应用于胃肠疾病最为效佳。

六、运法

医者用拇指或食、中指指端在穴位上做由此及彼的弧形或环形运动，称为运法。如运水入土、运土入水。

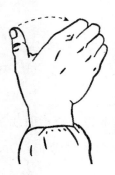

图2-14　运法

【注】运时宜轻不宜重，操作以不带动皮下组织为准，频率宜缓不宜急，一般每分钟80~100次。

七、捏法

医者以拇指与食、中二指同时用力提捏皮肤，双手交替捻动向前；或食指屈曲用食指中节桡侧顶住皮肤，拇指前按，两指同时用力提捏皮肤，双手捻动向前，称为捏法。

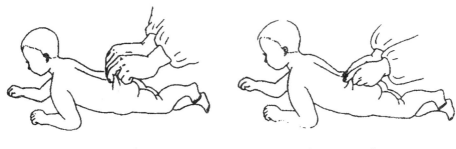

图2-15　捏背一　　　　　　　　　图2-16　捏背二

【注】捏法由上而下为清泻，由下而上为补。操作时两手交替进行，不可间断，捻动需直线进行，不可歪斜；操作时捏三下提拿一下，为"捏三提一法"，是临床上小儿推拿常用的方法。捏法主要用于脊背，故称捏脊疗法，因对小儿疳积有显著疗效，故又称为捏积疗法。

八、擦法

医者用手掌面、食指面、中指面、无名指面、大鱼际或小鱼际在选定部位上进行直线来回摩擦称为掌擦法、指擦法和鱼际擦法。掌擦法多用。

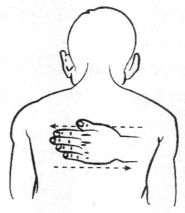

图2-17　擦法

【注】擦法用力要稳，动作要均匀连续，呼吸自然，以透热为度。掌擦法多用于胸胁及腹部，如上下擦胸骨或沿肋间斜擦两胁，可顺气、化痰；横擦腹部对脾胃虚寒引起的腹痛及消化不良等较为有效。小鱼际擦法多用于肩、背、臂、腰、臀及下肢部，对风湿酸痛、肢体麻木、伤筋等都有较好的疗效。大鱼际擦法在胸、腹、腰、背、四肢等部均可应用，适宜治疗外伤疼痛剧烈者。为不引起皮肤破损，擦法一般放在治疗最后进行。

九、掐法

医者用拇指垂直用力，或用指甲重刺患儿某处或穴位，称掐法。本法常用于急救。

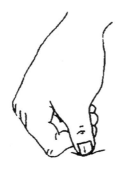

图2-18　掐法

【注】明代周于蕃说："掐由甲入也。"夏禹铸说："以掐代针也。"掐法是强刺激手法，次数宜少，掐后常在穴位上继用指揉法，以缓解不适。

十、捣法

医者用中指指端或食、中指屈曲的指间关节着力，做有节奏的叩击穴位的方法，称捣法。

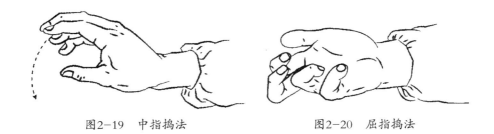

图2-19　中指捣法　　　　　　　　图2-20　屈指捣法

【注】捣法要轻，常用于小天心等穴位，以安神定志。

十一、摇法

医者用双手分别握住关节两端，做较大幅度转运或摇动，称为摇法。

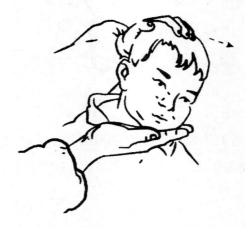

图2-21　摇法

【注】明代周于蕃说："摇则动之""寒证往里摇，热证往外摇"。摇法可起到活经络、和气血的作用。①操作时动作要缓和、稳定，用力宜轻。②摇动的方向和幅度需在生理许可的范围之内进行，要由小及大渐次进行。③随时注意患儿是否有不适或疼痛的情况发生。

十二、刮法

医者用瓷汤匙的光滑边缘，或用拇指的桡侧缘，紧贴着皮肤由上往下或向两旁刮动的方法，称刮法。本法具有散发郁热的作用。每次刮时可用水或油类做润滑剂，一般用于中暑、外感热证。

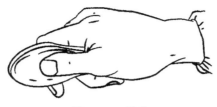

图2-22　刮法

【注】①所用器具必须光滑整洁。②刮动时要紧贴皮肤，用力要适当。③紧刮慢移，至皮下充血或皮肤出现紫红色即可。

十三、挤法

医者以两手拇、食指固定在选定部位（穴位）处，然后一起用力向里挤，再放松，再挤捏，反复操作，使局部皮肤变为红色或紫红色，甚至紫黑色为度。

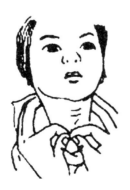

图2-23　挤法

【注】①两手捏住皮肤时要着实，避免滑脱或引起剧痛。②动作要灵活，两手相距约1厘米再向里挤。

第三节　小儿推拿疗法的复式手法

用一种或几种手法，在一处或几处穴位上进行特定的操作，称为复式手法。复式手法或称大手法、复式操作法，是小儿推拿中特有的操作方法，它既有一定姿势，又有特定的操作程序，还有着各种独特的疗效，因而作为小儿推拿治疗方法的特色一直沿用至今。

一、黄蜂入洞

医者以食、中二指指端在患儿两鼻孔下方揉动20～50次。本法发汗解表、宣肺通鼻，临床常用于治疗外感风寒、发热无汗、鼻塞流涕、呼吸不畅等症，介质可蘸用葱、姜水加强开肺窍、通鼻息、发汗作用。

另据清代夏禹铸的《幼科铁镜》记载，"黄蜂入洞"手法为医者一手屈握患儿手指，另一手以拇指指甲掐揉或以拇指端揉外劳宫，主治一切寒证、痛证。

二、黄蜂出洞

掐中指末节螺纹面9次，掐内劳宫穴9次，推三关30次，将两手拇指并拢在前，其余四指随后，在小儿前臂屈侧部，由腕横纹处向上一捏一放至腕横纹上方2寸处15～30次，最后再以两手拇指同时掐内八卦中的离、坎两处各15～30次为一遍，总操作10遍左右。本法性大热，发汗解表，止泻定惊。《按摩经》（成书于清康熙三年，1664年）有歌曰："黄蜂出洞最为热，阴证白痢并水泻，发汗不出后用之，顿教孔窍皆通泄。"

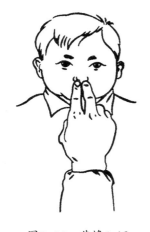

图2-24　黄蜂入洞

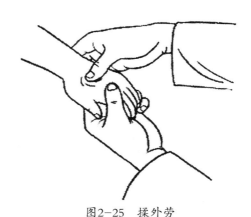

图2-25　揉外劳

三、猿猴摘果

医者以双手食、中二指侧面分别夹住患儿两耳尖，向上提10～20次，再捏住两耳垂向下扯10～20次，如猿猴摘果状。本法行气化痰、镇惊安神、健脾和胃，既能除寒又能祛热，故可用于疟疾之寒热往来、寒痰、食

31

积等症，对小儿突然受惊也有明显疗效。

四、双凤展翅

双凤展翅法先为猿猴摘果法的前半部分，即上提耳尖数次，再按掐眉心、太阳、听会、牙关、人中各3～5次。主用于治疗外感风寒或风热所致的感冒咳嗽、多痰等症。

五、开璇玑

医者首先从璇玑穴（天突穴下一寸，胸骨柄中央）开始，沿胸肋间隙自上而下向左右两旁分推，次则从鸠尾穴（剑突下，脐上七寸）处向下直推至脐部，然后再在脐腹部左右推摩，最后再从脐中推至小腹，每法各50～100次。本法包括分推璇玑膻中、推中脘、推摩神阙、推下神阙四种操作方法，为开通上焦、宣通中焦之法，能开胸顺气、化痰消积、降逆止呕。

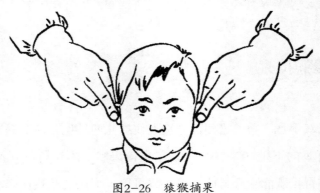

图2-26　猿猴摘果

六、运土入水、运水入土

医者用大拇指桡侧从患儿拇指端运起，靠掌边斜转到小指端为运土入水。本法滋肾利水、清湿热，常用于肾阴不足、摄纳失调所致的小便频数、赤涩以及少腹胀满、大便秘结等症。

与运土入水方向相反，医者用大拇指桡侧从患儿小指端运起，循手掌边缘，斜转向上推运至拇指端为运水入土。本法重在补脾之虚，多用于脾胃虚弱所致的重症腹泻。

运土入水重在清，运水入土重在补。

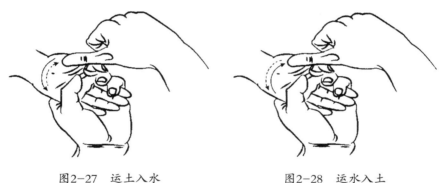

图2-27　运土入水　　　　　　　　图2-28　运水入土

七、水底捞明月

医者滴凉水于小儿内劳宫处，在掌心做旋推，或由小指根推运起，经掌小横纹、坎宫至内劳宫再点按之。推运10次，每次推运后点按内劳宫50～100次。本法清热凉血，水底穴在小指根，属肾经；明月是指手掌心的内劳宫，属心包经。临床上主治高热大热，对热入营血的各类高热实证极为适宜，但虚热证不宜使用。

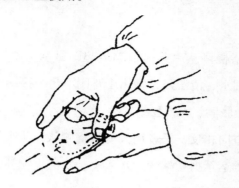

图2-29　水底捞明月

八、打马过天河

医者先旋运内劳宫，然后一手持患儿手指，并使掌面向上，另一手食、中二指顶端由总筋穴起交替弹打至洪池（成人曲泽穴）（热证较重者弹打时可蘸凉水为介质）。本法性凉大寒，能祛热病，同时经验证明有较强的镇吐作用，对寒吐、热吐均有明显疗效。

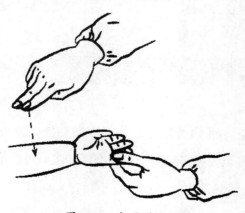

图2-30　打马过天河

九、飞经走气法

以一手握患儿食、中、无名、小指四指，另一手食、中、无名、小指四指指端从患儿前臂曲池穴起轮流弹击至总筋9遍。再以一手拇、中二指端拿住患儿掌根阴池、阳池二穴，并将患儿手掌面向上放置于医者手中，以另一手使患儿食、中、无名、小指四指做屈伸及左右摆动动作各10~20次。本法行一身之气，清肺化痰，性偏温。

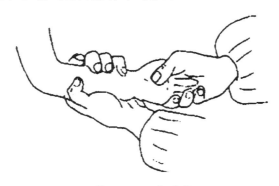

图2-31　飞经走气

十、苍龙摆尾

医者一手拿患儿食、中、无名三指，另一手自总筋穴至斗肘来回搓揉5~10次，然后拿住斗肘处，另一手持患儿三指左右摆动20~30次。本手法开胸、通便、退热，常用于治疗小儿发热、烦躁不安、腹胀、便秘。

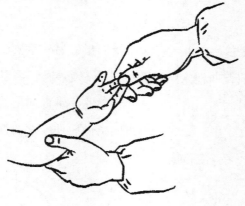

图2-32　苍龙摆尾

十一、天门入虎口

位置在拇指端外侧至虎口处。医者以一手拇、中二指捏患儿拇指，食指托患儿指根，另一手食、中二指夹住患儿食、中、无名、小指四指，使手指向上，手掌向外，再以医者拇指桡侧自患儿拇指尖外侧沿赤白肉际，推至虎口。本法主治泻痢、腹痛，能顺气、生血。

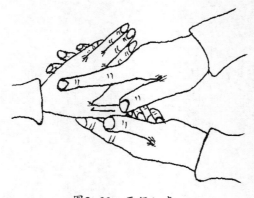

图2-33　天门入虎口

十二、按肩井

医者以一手中指掐按患儿肩井穴，另一手以拇指、食指和中指紧拿患儿食指、无名指，牵拉摇动上肢20～30次。本法通一身之气血，诸证推毕均宜用此法收之。另一说法是以医者双手拇指和食、中二指同时提拿患儿两肩肩井穴3～5次。清代夏禹铸《幼科铁镜》有歌曰："肩井穴是大关津，掐此开通血气行，各处推完将此掐，不愁气血不周身。"

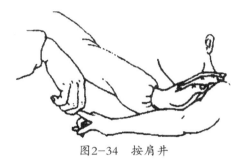

图2-34 按肩井

十三、二龙戏珠法

部位在前臂之正面，医者以一手持患儿之手，使掌心向上，前臂伸直，另一手食、中二指自患儿总筋穴处起，以指头交互向前按之，直至曲池为一遍，总按20～30次。本法镇惊定搐，调和气血。

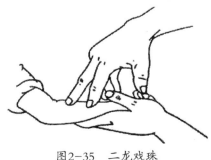

图2-35 二龙戏珠

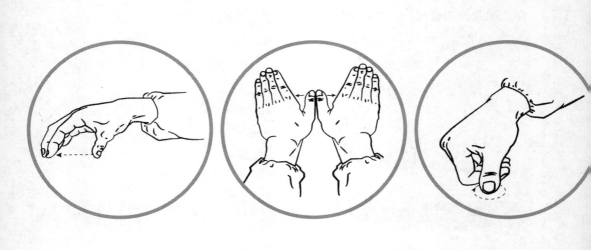

第三章
小儿推拿疗法的常用穴位

小儿推拿穴位包括小儿推拿所特有的特定穴、部分位置与成人相同的经穴、经外奇穴、经验穴、阿是穴位等。

小儿推拿特定穴位，是古人在长期的实践中逐步探索总结出来的，有特定的部位、名称、操作的方法和主治范围的穴位，它具有以下三方面的特点：

1.特定穴位形态多样，除点状穴位外，还有线状穴和面状穴。

2.小儿推拿特定穴位多数分布于双手、双上肢前臂，其次为头面，胸、腹、腰、背及下肢则较少。

3.小儿推拿特定穴位大多相对独立，不像十四经穴那样有经络相连。

小儿推拿特定穴位的取穴方法分为体表标志、折量分寸、指量法三种，与成人通常取穴方法一致。

第一节 头面、颈项部穴位

天门

【位置】两眉连线的中点至前发际成一直线。

【操作】开天门，医者两手掌及食、中、无名、小指扶住患儿头部两侧，两拇指自眉心交替直推至前发际。

【功效及主治】疏风解表、开窍醒脑、镇静安神。常用于感冒发热、头痛、惊悸不安等症。

【注】本穴外感内伤皆可用。开天门加推坎宫、运太阳、运耳后高骨常用于外感所致发热、头痛、头晕、精神萎靡、惊风等症；风寒感冒所致发热、头痛加拿风池、掐揉一窝风效果更佳。除外感发热、头痛与上述各穴配用外，还可与清肝经、揉百会合用于惊悸不安、烦躁不宁。

眉心（又名印堂）

【位置】两眉连线的中点。

【操作】以拇指指甲掐或掐揉眉心。

【功效及主治】镇惊醒脑、疏风清热、通鼻开窍。常用于惊痫抽搐、目斜眼翻、夜啼、夜卧不安、多动及感冒、鼻渊之头痛、鼻塞、流涕等病症。

坎宫

【位置】眉心至眉梢成一横线。

【操作】推坎宫又称分头阴阳，医者两手掌及食、中、无名、小指扶住患儿头部两侧做固定，两拇指自眉心沿两侧眉梢作分推。

【功效及主治】疏风解表、醒脑明目、止头痛。常用于感冒发热、头痛、惊风、目赤肿痛等症。

【注】①用于目赤肿痛，多和清肝经、揉小天心、清天河水合用。②临床为增加疗效，推后掐按或重按眉中点。

太阳

【位置】眉梢与外眼角中点向后约一寸凹陷处。

【操作】拇指或中指指端揉或运，向前（向眼方向揉或运）为补，向后（向耳后方向揉或运）为泻。

【功效及主治】疏风解表、清热明目、止头痛。常用于外感发热、头痛、目赤痛。

【注】外感表实证头痛者用清泻法，外感表虚证头痛、内伤头痛者用补法。

耳门

【位置】耳屏上切迹前方，下颌骨髁状突后缘，张口有凹陷处。

【操作】以两手拇指按揉两侧耳门穴。

【功效及主治】宣达气机、开窍聪耳。常用于耳鸣、耳聋、惊风等。

晴明

【位置】目内眦旁0.1寸，稍上方凹陷处。

【操作】拇指或中指端揉。

【功效及主治】疏风清热、通络明目。常用于目赤肿痛、流泪、视物不明、目眩、近视、夜盲、色盲等。

山根

【位置】眉心之下，两目内眦之间。

【操作】拇指指甲掐或掐揉山根穴。

【功效及主治】醒神开窍。常用于昏厥抽搐、慢惊风。

【注】山根青筋明显者多主脾胃虚寒或惊风。

延年

【位置】山根穴下方，鼻梁最高点处。

【操作】拇指指甲掐延年。

【功效及主治】醒神开窍。主用于急慢惊风、抽搐等症。

准头

【位置】即鼻尖。

【操作】以拇指或中指指甲掐之。

【功效及主治】清热开窍、回阳救逆。常用于昏厥、鼻塞、鼻衄、鼻渊。

人中

【位置】人中沟上1/3与下2/3交界处。

【操作】拇指指甲掐人中。

【功效及主治】醒神开窍。常用于抽搐、昏厥、惊风。

迎香

【位置】鼻翼旁0.5寸，鼻唇沟内。

【操作】用一手食、中二指指端或两手拇指端同时按揉二迎香穴。

【功效及主治】宣肺气、通鼻窍。常用于鼻塞流涕、呼吸不畅。

【注】治疗慢性鼻炎鼻窍不通时多与清肺经、揉鼻通（位于两侧鼻唇沟最上方）、拿风池等合用。

四白

【位置】目正视，瞳孔直下，当眼眶下缘正中直下一横指处，眶下孔凹陷中。

【操作】拇指或中指端揉。

【功效及主治】疏风通络、清头明目。常用于目赤痛痒、目翳、眼睑眴动、口眼歪斜、头痛眩晕等病症。

颊车（又名牙关）

【位置】下颌角前上方一横指凹陷中，咀嚼时咬肌隆起最高点处。

【操作】中指端按揉。

【功效及主治】开关通络、祛风调气。常用于口歪、齿痛、颊肿、口噤不语等症。

承浆

【位置】颏唇沟正中凹陷处。

【操作】拇指指甲掐揉。

【功效及主治】清热散风、安神定志。常用于口眼歪斜、齿龈肿痛、口舌生疮、流涎、暴喑、癫狂。

囟门

【位置】前发际正中直上二寸，百会前凹陷中。

【操作】两手掌及食、中、无名、小指扶小儿头，两拇指自前发际交替推至囟门（囟门未闭，应推至其边缘），或自囟门向两边分推。或用特制的中药膏摩囟门，预防感冒。

【功效及主治】镇惊安神、通鼻窍。多用于头痛、惊风、鼻塞等。

百会

【位置】头顶正中线与两耳尖连线的交点。

【操作】医者以一手扶患儿头部，再以另一手拇指指甲掐之，继以指端揉之。或以一手中指指端或掌心置于百会行按、揉、摩法。

【功效及主治】安神定惊、升阳举陷。常用于惊风抽搐、遗尿、脱肛等病症。掐揉百会安神定惊用于惊风抽搐，按揉百会升阳举陷用于遗尿、脱肛。

【注】热掌按百会，或掌带酒点火热按百会效果更佳。

耳后高骨

【位置】乳突后缘高骨下凹陷中。

【操作】两拇指或中指端运之。向前为补，向后为泻。

【功效及主治】疏风解表、安神除烦。常用于外感头痛、神昏烦躁。

风池

【位置】颈后枕骨下，胸锁乳突肌与斜方肌上端之间凹陷中。

【操作】拇指与食指或拇指与食、中二指相对用力拿揉或拿两侧风池穴。

【功效及主治】发汗解表、祛风散寒。常用于表实证所致的头痛、发热无汗。

【注】拿风池发散力强，易耗气伤津，不宜用于表虚证。

天柱骨

【位置】颈后发际正中至大椎成一直线。

【操作】推天柱骨，用拇指或食、中指指腹自上而下直推。

【功效及主治】降逆止呕、祛风散寒。多用于呕吐、恶心、外感发热、颈项强痛等病症。

【注】①用于治疗呕吐、恶心时，多与横纹推板门、清脾经、打马过天河、下推三脘穴等合用，亦可单用。②治疗外感发热、颈项痛与掐揉二扇门、拿风池、拿肩井等合用。

桥弓

【位置】颈部两侧沿胸锁乳突肌成一线。

【操作】揉桥弓者拇指或食、中、无名指三指由上而下缓缓旋揉之；拿桥弓者拇、食二指螺纹面相对用力提拿。

【功效及主治】舒筋活血、调和气血。常用于斜颈、项强、惊风等病症。临床上常用按、揉、提、捏、拿此处，治疗小儿斜颈、高血压等。

扁桃体穴

【位置】颊车穴下0.5寸。

【操作】中指端揉之。

【功效及主治】清热解毒、利咽消肿。主治急慢性喉炎、咽炎、扁桃体炎所致的咽干、咽痒、咽喉肿痛、声音嘶哑等病症。

扶突

【位置】喉结旁，胸锁乳突肌的前后缘之间。

【操作】拇指端或中指端揉。

【功效及主治】调气和血、清咽利膈。常用于咳嗽、气喘、咽喉肿痛、暴喑、瘰疬等。

廉泉

【位置】舌骨体上缘中点处。

【操作】中指端按揉。

【功效及主治】通利咽喉、清热利气。常用于舌下肿痛、舌缓流涎、舌强不语、暴喑、吞咽困难等。

天突

【**位置**】在胸骨切迹上缘，凹陷正中。

【**操作**】以中指端按揉。

【**功效及主治**】理气化痰、止咳平喘、降逆止呕。常用于咳嗽、气喘、胸痛、咽喉肿痛、暴喑、呃逆、呕吐等。

【**注**】用于气机不利、痰涎壅盛或胃气上逆所致的痰喘、呕吐时，常配合推揉膻中、揉中脘、运八卦、清胃经等法。

第二节 上肢部穴位

　　小儿双手十指穴位的分布，以心、肝、脾、肺、肾五脏分别与双手十指相对应，又以五脏与火、木、土、金、水五行相分属，故有脾经（脾土）归拇指，食指为肝经（肝木），心经（心火）归中指，肺经（肺金）无名指，肾经（肾水）归小指，并依五行相生相克常在临床施治时加以灵活应用。

脾经（脾土）

　　【位置】拇指螺纹面，或指拇指桡侧缘指根至指端成一直线。

　　【操作】将患儿拇指伸直，自指根推向指端，称为清脾经；屈患儿拇指，医者用一手拇、食二指呈半环状套扣其上，再用另一手拇指沿患儿拇指桡侧缘自指端向指根做旋转推动（左逆右顺），称为补脾经；将患儿拇指伸直来回直推，称为清补脾经。

【功效及主治】健脾胃、补气血、清湿热、消食积、化痰涎。主治体质虚弱、食欲不振、肌肉消瘦、消化不良、呕吐、泄泻、伤食、痢疾、便秘、黄疸、痰湿、咳嗽、便血及斑疹隐而不透等病症。

【注】脾经在一般情况下多用补法或清补法，因小儿脾胃虚弱，清法不宜过多过重使用，体壮邪实时方用之。

板门

【位置】手掌大鱼际平面。

【操作】拇指或中指端揉板门，或以拇指末节桡侧推板门。

【功效及主治】揉板门健脾和胃、消食化滞、运达上下之气。常用于乳食停积、食欲不振、嗳气、腹胀、泄泻、呕吐等病症。推板门者，板门推向横纹和中止泻，横纹推向板门消食导滞、降逆止呕。

胃经

【位置】在大鱼际桡侧缘，赤白肉际处。

【操作】用推法。医者以一手拇指沿患儿大鱼际桡侧缘自掌根推向拇指根为清，称清胃经；反之为补，称补胃经。

【功效及主治】清中焦湿热、降逆止呕、除烦止渴、健脾助运。主治恶心呕吐、烦渴善饥、呃逆、嗳气、吐血衄血、食欲不振、腹胀、口臭、便秘等。

【注】清胃经者清中焦脾胃湿热、和胃降逆、泻胃火、除烦止渴，多与清脾经、揉板门等合用；补胃经者健脾胃、助运化，常与补脾经、揉中脘、摩腹等配伍。

合谷（又名虎口）

【位置】手背第一、第二掌骨之间，约平第二掌骨中点处。

【操作】拇指指甲掐揉。

【功效及主治】清热散风、安神定惊。常用于头痛、目赤肿痛、鼻衄、齿痛、牙关紧闭、口眼歪斜、耳聋痄腮、咽喉肿痛、热病无汗、多汗、腹痛、便秘等病症。

大肠经

【位置】食指桡侧，虎口至指端成一直线。

【操作】医者以一手食、中二指夹住患儿对侧拇指，然后以拇指桡侧自患儿食指桡侧面虎口推向指端为清，反之为补，循食指桡侧来回直推为清补。

【功效及主治】清大肠经能清利肠腑、除湿导滞、退肝胆之火，多用于湿热、积滞停留肠道所致的身热腹痛、痢下赤白、便秘、腹泻等症；补大肠经能涩肠固脱、温中止泻，常用于虚寒腹泻、脱肛等症；清补法能调理肠道，用于虚实相兼的便秘、泄泻、腹胀、纳呆等症。大肠与肺相表里，故肺经之病亦可用清大肠经而达到清肺经之效用。

【注】①水泻严重者不可补大肠经，因可致患儿发生呕吐。②经验证明，急性痢疾里急后重者清大肠经前，先清肺经会有显著疗效。

肝经（肝木）

【位置】食指螺纹面，或指食指掌侧面指根至指端成一直线。

【操作】用推法。医者以一手拇指自患儿食指掌侧面指根推至指端为清，称清肝经；反之为补，称补肝经。

【功效及主治】平肝泻火、解郁除烦、息风镇惊。可用于惊风、抽搐、烦躁不安、五心烦热、口苦咽干、头晕头痛、耳鸣等症。又依五脏分属五行，肝属木脾属土，故取抑木扶土法清肝经，可主治肝旺脾弱所致的厌食、腹胀、呕吐等症。

【注】肝经宜清不宜补，若肝虚需补时，以补肾经代之，为滋肾养肝法。

心经（心火）

【位置】中指螺纹面，或指中指掌侧面指根至指端成一直线。

【操作】用推法。医者以一手拇指自患儿中指掌侧面指根推至指端为清，称清心经；反之为补，称补心经。

【功效及主治】清心经能清心泻火，用于治疗心火旺盛而引起的高热神昏、面赤口疮、小便短赤等病症；补心经能补益心血、养心安神，用于气血虚弱、心烦不安、睡卧露睛等。

【注】本穴宜清不宜补，恐动心火，需补时可补后加清，或用补脾经代之。

肺经（肺金）

【位置】无名指螺纹面，或指无名指掌侧面指根至指端成一直线。

【操作】用推法。医者以一手拇指自患儿无名指掌侧面指根推至指端为清，称清肺经；反之为补，称补肺经。

【功效及主治】宣肺清热、补益肺气、止咳化痰。常用于感冒、咳嗽、气喘痰鸣、自汗、盗汗、面白、脱肛、遗尿、大便秘结、麻疹不透等。

【注】清代江笔花曰："肺气之旺衰，关乎寿命之长短。"清肺经用于肺实热证，常配合清天河水、退六腑、逆运内八卦等进行治疗；补肺经用于肺气虚证，常与补脾经、补肾经、掐揉二人上马等合用。

肾经（肾水）

【位置】小指螺纹面，或指小指掌侧面稍偏尺侧指端直至阴池成一直线。

【操作】用推法。医者以一手拇指从患儿小指端推至阴池者为清肾经，由阴池推至小指端为补肾经。此经与脾、肝、心、肺四经的清、补方向正好相反。《按摩经》有歌曰："肾水一纹是后溪，推下（阴池朝向指端方向）为补上（指端朝向阴池方向）为清；小便闭塞清之妙，肾经虚损补为能。"

【功效及主治】清肾经，能清利下焦湿热，用于膀胱蕴热、小便赤涩、腹泻等症；补肾经能滋肾壮阳、强筋健骨，用于先天不足、久病体弱、肾虚久泻、喘息等。

【注】本穴宜补不宜清，必须用清法时可以清小肠经代替。

掌小横纹

【位置】掌面，小指根下，尺侧掌纹头。

【操作】拇指指甲掐揉掌小横纹。

【功效及主治】开胸散积、消郁热、化痰涎。常用于口舌生疮、流涎及一切痰壅喘咳。

【注】多用于小儿咳喘痰多易咯，肺部听诊湿啰音或痰鸣音显著者。

肾顶

【位置】小指末端。

【操作】以拇指或中指端按揉。

【功效及主治】收敛元气、固表止汗。常用于自汗、盗汗、解颅。

【注】阳虚自汗与补脾经合用，阴虚盗汗者与补肾经、掐揉二人上马合用。

小肠经

【位置】小指尺侧缘，自指根至指端成一直线。

【操作】用推法。医者以一手拇指从患儿小指根向小指端方向直推为清，反之为补。

【功效及主治】清热利尿、泌别清浊。主治遗尿、尿赤或尿闭、泄泻。

【注】①本穴多用清法。②心经有热，下移于小肠，清小肠经配清天河水可加强清热利尿作用。③肾阴虚、小便短赤者，清小肠经配补肾经、掐揉二人上马泻火滋阴。

四缝

【位置】手掌面，食、中、无名、小指第一指骨与第二指骨之间的指间关节横纹处。

【操作】医者以拇指指甲依次掐揉或三棱针消毒后点刺放血。

【功效及主治】消食导滞、祛痰化积。主治小儿疳积、腹泻、百日咳、气喘、咳嗽、肠道蛔虫病等。

四横纹

【位置】食、中、无名、小指掌指关节屈侧横纹处，一手四穴。

【操作】①用拇指指甲依次掐揉，掐一次揉三次。②使患儿四指并拢，用拇指在四穴位上由食指横纹处推向小指横纹处。

【功效及主治】理中行气、化积消胀、退热除烦。掐四横纹能退热、除烦、散结，用于鹅口疮、口唇燥裂等病症。推四横纹能调和气血、消胀，用于胸闷、痰喘、脾虚腹胀等。

内劳宫

【位置】手掌心，在二三掌骨之间偏于第三掌骨，握拳屈指时中指尖处。

【操作】掐揉左手内劳宫时，医者以左手握患儿左手食、中、无名、小指四指使手伸直，右手食、中二指夹住患儿拇指，然后用拇指指甲掐之，继以指端揉之，右手内劳宫操作时与左手相反。

【功效及主治】清热除烦。用于各种发热、五心烦热、口舌生疮、便血等症。本穴以宁心为主，大热者以凉水为介质掐揉之。有歌曰："凉水一滴滴内劳，手扬七下火自消。"

内八卦

【位置】掌心内劳宫穴四周。以掌心（内劳宫穴）为圆心，以圆心至中指根横纹连线的内2/3和外1/3交界点为半径，画一圆，八卦穴即在此圆上。八卦八宫的分布：中指根下为离属南，小天心之上为坎属北，大鱼际侧离与坎半圆的中点震属东，小鱼际侧离与坎半圆的中点兑属西，西北为乾，东北为艮，东南为巽，西南为坤。

【操作】运内八卦一般以运左手内八卦为主。医者以左手握患儿左手食、中、无名、小指四指使手伸直，并以左手拇指端按置于离宫，右手食、中二指夹住患儿拇指，然后以右手拇指端自小鱼际由乾向坎顺时针旋运至兑宫，或从艮宫起以逆时针方向旋运至震宫为一遍。在运至离宫时应从左手拇指上轻轻带过，否则恐动离火。

【功效及主治】①顺运内八卦，宽胸理气、行滞消食。常用于胸膈不利、伤乳食、胸闷、腹胀等症。顺运主升，偏温。②逆运内八卦，能降气平喘。多用于痰喘、呕吐等症，逆运主降，偏寒。

十宣

【位置】两手十指端赤白肉际处。

【操作】用拇指指甲依次掐之，或以三棱针点刺放血。

【功效及主治】清热、醒神、开窍。常用于惊风、高热惊厥。

【注】本穴主用于急救。

小天心

【位置】在掌根，大、小鱼际交接之凹陷中。

【操作】拇指指甲掐揉小天心；或以食指或中指屈曲，以指端或指间关节捣小天心。

【功效及主治】掐揉小天心能清热明目、利尿、发汗、透疹，常用于心经有热所致的目赤肿痛、口舌生疮、小便短赤，外邪侵袭、肌腠郁闭之无汗或汗出不畅、疹痘欲出不透等。捣小天心能镇静安神、息风止惊，常用于惊风抽搐、夜啼、惊悸不安等症。

【注】小天心为经络之门户，凡病机中以经络闭塞为主者，均可配合应用，故有"小天心，通总经"之说。

阴池、阳池

【位置】在手掌根，小天心穴两侧。拇指侧为阳池，小指侧为阴池。

【操作】医者以两手拇指从患儿小天心向两旁分推为分手阴阳，用两手拇指自两旁向小天心合推为合手阴阳。

【功效及主治】分手阴阳能平衡阴阳、调和气血，主用于阴阳不调、气血不和所致的寒热往来、烦躁不安、腹胀、泄泻等症；合手阴阳专行痰散结，常用于痰结喘咳、胸闷等症。

【注】分手阴阳者能够平衡、调理全身各大脏器之阴阳、气血，消食积，并侧重于实热病所致的阴阳失衡及气血不调。分手阴阳若实热证者重分阴池，若虚寒证者重分阳池，以达阴阳平衡，气血和调。

总筋

【位置】掌后腕横纹中点。

【操作】拇指指甲掐揉总筋。

【功效及主治】清热散结、镇惊。常用于心经有热所致的口舌生疮、潮热、夜啼、惊风抽搐。

【注】治疗实热证，多与清天河水、清心经配合，操作时手法宜快，并稍用力。治疗惊风抽搐则多用掐法。

端正

【位置】二端正穴分别位于中指指甲根桡、尺侧旁各一分处。

【操作】拇指指甲掐端正穴。

【功效及主治】清心宁神、升提止泻。多用于水泻、痢疾、霍乱、小儿惊风、鼻衄等。

老龙

【位置】中指背，中指指甲根中点后一分许。

【操作】拇指指甲掐老龙。

【功效及主治】醒神开窍。常用于急惊风。

【注】小儿急救时掐老龙知痛有声者可治，不知痛无声者难治。

五指节

【位置】掌背五指第一指间关节。

【操作】以拇指指甲依次掐五指节或以拇、食指依次搓揉。

【功效及主治】开胸化痰、镇惊安神。常用于惊风、痰鸣。

二扇门

【位置】手背中指根部两旁凹陷中。

【操作】令患儿手掌向下，医者先以两手食、中二指分叉固定患儿之腕部，无名指托患儿之手掌，然后以两手拇指指甲同时掐之，继以指端揉之。

【功效及主治】发汗解表、退热平喘。主用于外感风寒表实证之痰喘、气粗等。

【注】二扇门为发汗要穴，揉时稍用力，速度宜快，多用于外感风寒、身热无汗。平素体虚外感者则掐揉时力度及速度须缓，以免发汗过多、宣泄太过。

二人上马（又名二马）

【位置】手掌背面，第4、5掌骨小头后方凹陷中。

【操作】掐揉二人上马，拇指和中指相对掐揉。

【功效及主治】补肾滋阴。多用于阴虚阳亢之潮热烦躁、久病体虚、消化不良，及小便赤涩、牙痛、受惊、腹痛、脱肛等病症。

威灵

【位置】手背，第二、第三掌骨中间凹陷中（外劳宫穴桡侧，偏于第二掌骨）。

【操作】拇指指甲掐揉。

【功效及主治】开窍、醒神、镇惊。常用于急惊暴死、昏迷不醒、头痛、耳鸣。

外劳宫

【位置】手背，第二、第三掌骨之间（威灵穴尺侧，偏于第三掌骨），与内劳宫穴相对应。

【操作】医者一手屈患儿手指，一手以拇指指甲掐揉或以拇指端揉外劳宫。

【功效及主治】温阳散寒、升阳举陷。本穴性温，主用于一切寒证。掐揉法多用于治外感风寒之鼻塞流涕，揉法多用于治脏腑积寒、完谷不化、肠鸣腹泻、寒痢、腹痛、疝气、脱肛、遗尿等。

【注】清代夏禹铸《幼科铁镜》有歌曰："婴儿藏府有寒风，试问医人何处攻，揉动外劳将指屈，此曰黄蜂入洞中。"本手法以祛各脏腑一切寒证为主，主用于寒邪所致的头痛、腹痛等症，故又有"头痛、腹痛外劳

宫"之说。

外八卦

【位置】掌背外劳宫周围，与内八卦相对应处。

【操作】拇指作顺时针方向掐运。

【功效及主治】宽胸理气、通滞散结。常用于胸闷、腹胀、便秘等症。

【注】治疗胸闷、腹胀、便秘等症时，临床常与推揉膻中、摩腹等合用。

精宁

【位置】手背，第四、第五掌骨中间凹陷中。

【操作】拇指指甲掐揉。

【功效及主治】行气、破结、化痰。常用于疳积、痰喘、气吼、干呕、眼内胬肉等。

【注】本穴善消坚破积、克伐正气，故虚者慎用。经验证明医者两手拇指指甲同时掐揉威灵、精宁，有较强的镇惊安神特效。

一窝风

【位置】腕背横纹中央凹陷中。

【操作】拇指指甲掐揉。

【功效及主治】温中行气、解表散寒、通痹止痛。常用于受寒所致的腹痛、痛痹及风寒感冒等病症。

膊阳池

【位置】腕背，一窝风后3寸处。

【操作】拇指指甲掐揉或以拇指端揉膊阳池。

【功效及主治】疏风解表、通利二便。多用于感冒头痛、大便秘结、小便赤涩等。

【注】治疗大便秘结时掐揉本穴疗效更佳。

列缺

【位置】桡骨茎突上方，腕横纹上1.5寸。

【操作】拇指、食指合力拿之。

【功效及主治】宣肺祛风、疏经通络。常用于头痛、项强、频咳气喘、咽喉肿痛、口眼歪斜、齿痛。

三关

【位置】前臂桡侧缘，自阳池至曲池穴成一直线。

【操作】医者以一手拇指由患儿桡侧腕横纹起向肘横纹直推。

【功效及主治】推三关为大热之法。主温阳散寒、益气活血，用于一切虚寒证。在治疗由于气血虚弱、命门火衰所致的厌食、疳积、四肢不温时常与补脾经、补肾经、揉外劳宫等穴位合用；在治疗风寒感冒、疹出不畅，多与清肺经、清脾经、运内八卦、掐揉外劳宫、掐揉二扇门等合用。

六腑

【位置】前臂尺侧缘（肘尖至尺侧大横纹头）。

【操作】医者以一手食、中二指自患儿一侧前臂由肘尖退至大横纹头。

【功效及主治】退六腑为大凉之法，清热、凉血、解毒，用于一切实热证。对温病邪入营血，脏腑郁热积滞之疹腮肿毒、壮热口渴、苔黄咽干等实热证均可使用。

【注】①若患儿平素大便溏薄、脾虚腹泻，本法慎用。②推三关、退六腑两穴合用能平衡阴阳，防止大寒、大热伤其正气。合用时两穴推拿次数常依寒重于热或热重于寒按3:1或1:3比例推之。

天河水

【位置】前臂内侧正中，自腕横纹至肘横纹成一直线。

【操作】医者以一手拇指从患儿腕横纹处推至肘横纹者为清天河水，从内劳宫处推至肘横纹者为大清天河水。

【功效及主治】清天河水清热解表、泻火除烦。常用于外感发热、阴虚发热、潮热等一切热证；大清天河水以凉水为介质，作用大于清天河水，用于高热不退。

【注】本穴主用于外感表热证。

斗肘

【位置】位于肘部，曲池穴外方，肘尖上部凹陷中（尺骨鹰嘴处）。

【操作】揉、运、掐、推或摇斗肘穴。

【功效及主治】顺气生血、通经活络。常用于臂肘神经痛、偏瘫、神经衰弱等。

曲池

【位置】前臂桡侧肘弯横纹陷中。

【操作】使患儿屈肘，一手托其腕部不动，另一手握住患儿之肘部，以拇指指甲于穴位上掐之，继以指端揉之。

【功效及主治】疏风清热、理气和胃、降逆活络。主用于外感风热、气逆、嗳气、呕吐涎沫等症。

洪池

【位置】肘关节内侧，肘横纹中点。

【操作】拇指端按揉或以两手拇指挤捏洪池。

【功效及主治】清心泻热、调气和血、通调经络。主用于呕吐、腹泻、心悸、胸痛、胃痛、关节疼痛。

【注】挤捏洪池对胃痛有特效。

少海

【位置】屈肘，当肘横纹内侧端与肱骨内上髁连线的中点。

【操作】拇指或中指端按揉。

【功效及主治】活血行气、宁心安神。主治肘臂挛痛、头项痛、心痛、腋胁痛。

※在上肢部穴位中，因脾经和胃经近在同一线、面上，故如脾经和胃经均需清泻时，本书论述中清脾经、清胃经均同时进行，简称清脾、胃经。在此予以说明，后不赘论。

第三节 躯干部穴位

肩井

【位置】在大椎穴与肩峰连线的中点，肩部筋肉处。

【操作】①两手同时以拇指与食、中二指对称用力提拿两侧肩井。②以中指掐按两侧肩井。

【功效及主治】宣通气血、发汗解表。常用于治疗外感发热无汗、肩臂疼痛、项强等症，也为诸法操作结束后的收穴。

【注】拿肩井用于治疗外感发热无汗，掐按肩井是诸法操作后的结束手法，亦称总收法。

大椎

【位置】第七颈椎与第一胸椎棘突之间。

【操作】①以拇指指甲掐揉大椎。②捏挤大椎。两手拇指、食指对称捏住大椎，先向中央挤，再放松，反复操作，至局部皮肤变为紫红色。

【功效及主治】清热解表、通经活络。主用于感冒发热、项强等症。

【注】外感高热先用三棱针点刺放血，再用捏挤法效佳，捏挤大椎对百日咳有一定的疗效。

定喘

【位置】第7颈椎棘突下，左右各旁开0.5寸。

【操作】两手拇指端揉或单手食、中二指端分置于脊柱两侧穴位按揉。

【功效及主治】通宣理肺、止咳平喘。主用于支气管炎、支气管哮喘、百日咳所致的咳嗽、气喘等病症。

肺俞

【位置】第三胸椎棘突下，左右各旁开1.5寸。

【操作】两手拇指端揉或单手食、中二指端分置于脊柱两侧穴位按揉。

【功效及主治】宣肺止咳、益气补肺。常用于外感发热、咳喘、痰鸣、胸闷、胸痛等症。

【注】久咳不愈时，加补脾经培土生津。

肩胛骨缝

【位置】二肩胛骨内侧缘。

【操作】自上而下八字形分推。

【功效及主治】宣肺止咳、化痰平喘。常用于外感发热、咳喘、痰鸣、胸闷、胸痛。

脾俞

【位置】第十一胸椎棘突下，左右各旁开1.5寸。

【操作】两手拇指端揉或单手食、中二指端分置于脊柱两侧穴位按揉。

【功效及主治】健脾和胃、消食祛湿。常用于呕吐、腹泻、疳积、食欲不振、黄疸、水肿、慢惊风、四肢乏力等病症。治疗脾胃虚弱、乳食内伤所致的疳积、呕吐时常与清脾经、按揉足三里合用。

肾俞

【位置】第二腰椎棘突下，左右各旁开1.5寸。

【操作】两手拇指端揉或单手食、中二指端分置于脊柱两侧穴位按揉。

【功效及主治】滋阴壮阳、补益肾元。常与揉脾俞、揉肺俞相配合，治疗肾虚腹泻、肾虚气喘等病症。

各脏器阳虚、阴虚、气虚时均可通过合用补肾经、揉肾俞补先天之源而补之。

腰俞

【位置】第三腰椎棘突下，左右各旁开3.5寸。

【操作】两手拇指端揉双侧腰俞。

【功效及主治】补益肾气。主治腰痛、下肢痿瘫。

大肠俞

【位置】第四腰椎棘突下，左右各旁开1.5寸。

【操作】两手拇指端揉或单手食、中二指端分置于脊柱两侧穴位按揉。

【功效及主治】疏调肠腑、理气化滞。常用于腹胀、泄泻、便秘、腰痛等症。

脊柱

【位置】大椎穴至尾骨端成一直线。

【操作】①推脊柱：医者以拇指末节指腹自上而下退推脊柱。②捏脊：以两手拇指指端与食指中节桡侧缘做自下而上或自上而下提捏。每次捏3～5遍，操作时每捏三下将背脊提拿一下，或在捏至最后一遍时，每捏一处连带将所提捏部位做轻度提拿并持续约数秒钟。

【功效及主治】重退推脊柱能清热，用于各种实热证；轻退推脊柱能安神，用于惊啼、夜寐不安等；捏脊自下而上为补虚，自上而下为清热，能调阴阳、理气血、和脏腑、通经络而强身健体，常用于小儿疳积、重症腹泻等病症和小儿保健。

【注】重退推脊柱清热时多与清天河水、退六腑合用；轻退推脊柱安神时多与按揉百会、捣小天心、清肝经合用。

七节骨

【位置】第四腰椎至尾椎骨端成一直线。

【操作】拇指末节指腹自下而上推为上推七节骨，自上而下退推为下推七节骨。

【功效及主治】上推七节骨能温阳止泻，用于急慢性腹泻、脱肛等证属下元虚寒者；下推七节骨能泻热通便，用于腹胀、便秘、泄泻、脱肛等证属实热者。

龟尾

【位置】尾骨端与肛门之间（即成人长强穴）。

【操作】拇指或中指端揉之。

【功效及主治】通调大肠。常用于腹泻、脱肛、便秘等。

【注】揉龟尾，能通调督脉经气，调理大肠。穴性平和，既能止泻，也能通便。

膀胱经

【位置】脊柱两侧，左右各旁开1.5寸，自上而下成一直线。

【操作】医者以单手食、中二指端分置于两侧膀胱经最上方，由上而下退推至最下方，或以中指端自上而下拨两侧膀胱经为清；食、中二指端分置于两侧膀胱经最下方，由下而上点按至两侧膀胱经最上方（老虎爬山）为补。

【功效及主治】①清膀胱经：宣通气化、渗湿利水、清热泻火、消积导滞。常用于膀胱气化失司或制约失利所致的少腹胀满、小便不利、遗尿，食积、胃肠蕴热所致的腹胀、呕吐、腹泻、便秘等症。②补膀胱经：温阳散寒、温肾固脬、涩肠止泻。常用于肾及膀胱虚寒所致的小便不利、遗尿，脾胃虚寒及脾肾阳虚所致的腹泻等病症。

云门

【位置】前正中线两侧，左右各旁开六寸，锁骨外端下缘凹陷中。

【操作】两手拇指端或中指端按揉。

【功效及主治】清热宣肺、止咳平喘。多用于频咳、气喘、胸痛等症。

中府

【位置】前正中线两侧，左右各旁开六寸，平第一肋间隙处。

【操作】两手拇指端或中指端按揉。

【功效及主治】清宣上焦、疏调肺气。主用于频咳、气喘、胸痛、胸肺胀满。

璇玑

【位置】在天突穴下一寸，胸骨柄中央。

【操作】医者以两手拇指端从璇玑穴开始，沿胸肋间隙自上而下向左右两旁分推。

【功效及主治】理气化痰、止咳平喘、降逆止呕。常用于咳嗽、气喘、胸胁胀满、喉痹咽肿、呃逆、呕吐等病症。

膻中

【位置】在胸骨上，平第四肋间隙处，两乳头连线的中点。

【操作】①以拇指或中指端旋揉膻中。②分推膻中，两手食、中、无名指及小指扶患儿两胁，两拇指同时自膻中向两旁分推至乳头。③推膻中，用食、中指末节指腹自胸骨切迹向下直推至剑突。

【功效及主治】宽胸理气、宣肺止咳。主用于各类原因所致的胸闷、咳嗽、痰喘及吐逆。

【注】操作时一般先分推20~30次，再由胸骨切迹向下推20~30次，最后按膻中穴揉之。

治疗呕吐、呃逆、嗳气，常与清脾经、运内八卦、揉板门、分腹阴阳合用；治疗喘咳常与清肺经、揉肺俞合用；治疗痰吐不利，常与揉天突、按弦搓摩、擦二肩胛间区、搓摩两侧腋下、擦前胸部等合用。

乳旁

【位置】乳头外侧旁开0.2寸。

【操作】两手拇指或中指端揉。

【功效及主治】宽胸理气、化痰止咳。多用于胸闷、胸痛、咳喘等症。

乳根

【位置】乳头直下0.2寸。

【操作】两手拇指或中指端揉。

【功效及主治】宽胸理气、宣肺止咳。常用于胸闷、胸痛、咳喘、呃逆等症。

胁肋部

【位置】从腋下两胁至天枢处。

【操作】搓摩胁肋又称按弦搓摩，两手沿肋间隙搓摩胁肋，或以两手掌从患儿两胁腋下搓摩至天枢处。

【功效及主治】顺气化痰、除胸闷、消积聚。主用于因痰涎壅盛、食积、气逆所致的胸闷、腹胀、气喘等症。

【注】脾胃虚弱、中气下陷、肾不纳气者慎用。

中脘

【位置】脐上四寸，剑突与脐连线的中点。

【操作】食、中、无名指三指并拢，以中指端着力按而揉之。

【功效及主治】健脾和胃、消食和中、降逆止呕。常用于胃脘痛、腹痛、腹胀、呕吐、泄泻、食欲不振、嗳气等。

三脘

【位置】剑突下至脐部连线。

【操作】以拇指末节指腹自上而下推之。

【功效及主治】消食除积、降逆止呕。常用于伤食所致的呕吐、泄泻。

腹阴阳

【位置】剑突下沿两侧肋弓下缘至下部腹两旁软肉处。

【操作】医者以两手拇指末节指腹自剑突下沿肋弓下缘向两旁斜下分推之。

【功效及主治】消食、理气、降逆。主治腹胀、恶心、呕吐、厌食等症。

腹

【位置】即腹部。

【操作】指摩或掌摩。顺时针摩之为清泻，逆时针摩之为补，顺逆各半摩为平补平泻。

【功效及主治】泻法可消食导滞通便，补法可健脾止泻，平补平泻可和胃。常用于腹胀、食积、呕吐、腹泻、疳积等病症。

神阙

【位置】即肚脐。

【操作】①揉神阙，中指端或掌根揉之，顺时针揉之为清泻，逆时针揉之为补，顺逆各半为平补平泻。②摩神阙，指腹或掌面摩之。

【功效及主治】温阳散寒、补气益血、健脾和胃、消食导滞。多用于泄泻、呕吐、腹胀、腹痛、消化不良、厌食、疳积、肠鸣、痢疾、便秘、脱肛等病症。

【注】①本穴能补能泻，若以补法操作，可温阳散寒、补气益血，用于治疗寒湿、脾气虚弱、肾虚所致的腹泻、慢性痢疾、消化不良、气虚脱肛等；如以泻法操作，可消食泻下，用于治疗湿热型泄泻、痢疾、实秘型便秘及实热型脱肛；以平补平泻操作则和胃健脾强身健体，用于先天不足又后天失调、寒湿凝聚脘腹、消化不良等病症。②治疗腹泻、痢疾，临床上常以揉脐部神阙穴、摩腹、上推七节骨、揉龟尾等配合应用。

天枢

【位置】肚脐两侧，左右各旁开2寸处。

【操作】单手食、中二指端分置于左右二天枢穴揉之。与揉神阙同时操作时，则以中指端按置于神阙，食指、无名指端按置于两侧天枢而共揉之。

【功效及主治】疏通大肠、理气消滞。常用于呕吐、腹泻、腹痛、食积、便秘等。

丹田

【位置】小腹部，脐下2~3寸之间。

【操作】掌摩或指揉丹田。

【功效及主治】培肾固本、温补下元、分清泌浊。常用于小儿先天不足、腹痛、遗尿、脱肛、尿潴留。

【注】用于寒凝腹痛、遗尿、脱肛多与补肾经、推三关合用。用于尿潴留多与清小肠经、推箕门合用。

肚角

【位置】脐下二寸，左右各旁开二寸。

【操作】医者以两手拇指与食、中二指相对用力同时向深处拿捏二肚角穴。

【功效及主治】健脾和胃、理气消滞。主用于腹痛、腹泻、腹胀、痢疾、便秘等。

【注】①拿肚角可以止腹痛，对各种原因引起的腹痛均可应用，特别对寒痛、伤食痛疗效更佳，配掐揉一窝风则可加强止痛之功效。②本穴用拿法，刺激性较强，一般在所有手法结束后再进行。

双侧腹直肌

【位置】腹前壁正中线两侧，两肋下至耻骨联合上方之间。

【操作】医者以拇指与食、中二指分置于腹前壁正中线两侧旁开约2寸处，自上而下合力提拿之。

【功效及主治】行气、消积、导滞。主用于宿食、肠气等郁滞脘腹所至的腹胀、腹痛、恶心、呕吐、食欲不振、便秘等症。

第四节　下肢部穴位

箕门

【位置】大腿内侧，膝盖上缘至腹股沟成一直线。

【操作】推箕门，拇指末节桡侧或食、中二指指腹自膝盖内侧上缘直推至腹股沟。

【功效及主治】利尿通淋。用于尿闭、小便赤涩不利、水泻等。

【注】治疗尿潴留，多与揉丹田、按揉三阴交合用；治疗小便赤涩不利，多与清小肠经合用。

百虫

【位置】膝上内侧，髌骨内上缘上方约2.5寸处。

【操作】医者以一手拇指与食、中二指相对用力提拿。

【功效及主治】疏经通络、镇惊止抽。用于四指抽搐、下肢痿躄不用等。

【注】配拿委中、按揉足三里治疗下肢瘫痪及痹痛；配清肝经、掐老龙、拿委中治疗抽风惊搐（本穴宜重拿）。

膝眼（又名鬼眼）

【位置】膝盖两旁凹陷中。

【操作】令患儿之腿伸直，医者以一手拇、食二指掐之或合拿之，继以按之揉之。

【功效及主治】活血通络、息风止痉。常用于小儿麻痹所致的下肢痿软无力、急慢惊风、抽搐等症。

委中

【位置】腘窝中央，两大筋之间。

【操作】拇、食指端合力提拿腘窝中筋腱，或以拇指端揉之。

【功效及主治】疏通经络、息风止痉。用于惊风抽搐、下肢痿软无力等。

【注】拿委中是临床上止抽搐的重要手法，常与掐揉人中、掐揉合谷、拍胸背、掐老龙等共用于小儿急救，与掐揉膝眼、掐揉阳陵泉合用可治疗

下肢痿软无力。

后承山

【位置】委中穴直下8寸，腓肠肌肌腹尖角凹陷处。

【操作】拇、食指端合力提拿或以拇指端按揉。

【功效及主治】舒筋凉血、和肠疗痔。常用于便秘、痔疾、腰腿拘急疼痛。

阳陵泉

【位置】腓骨小头前下方凹陷中。

【操作】拇指指甲掐揉。

【功效及主治】清肝利胆、祛风除湿、健骨强筋、息风止痉。常用于胁痛、口苦、呕吐、黄疸、下肢痿痹、脚气、小儿惊风。

足三里

【位置】外侧膝眼下三寸，胫骨外侧约一横指处。

【操作】拇指端按揉。

【功效及主治】健脾和胃、消食化滞、强壮身体。用于腹胀、腹痛、呕吐、泄泻等。

【注】①与下推天柱骨、分腹阴阳配合，用于治疗呕吐。②与上推七节骨、向上捏脊、补脾经、补大肠经合用，用于治疗脾虚泄泻。③与向上捏脊、摩腹配合，应用于小儿保健。

上巨虚

【位置】三里穴下三寸。

【操作】拇指端按揉。

【功效及主治】理脾和胃、疏经调气。配合揉天枢行大肠气血，治里急后重。

前承山

【位置】足三里穴下与后承山相对应处。

【操作】以拇指掐或揉。

【功效及主治】息风定惊、行气通络。主治惊风、下肢抽搐等病症。

丰隆

【位置】外踝尖上8寸，胫骨前缘外侧1.5寸。

【操作】拇指端或中指端按揉。

【功效及主治】化痰平喘。主用于痰鸣、气喘等症。

【注】常与揉膻中、逆运内八卦等合用。

昆仑

【位置】外踝高点与跟腱之间凹陷中。

【操作】拇指或中指端按揉。

【功效及主治】疏导经气、健腰强肾。常用于头项强痛、目眩、鼻衄、癫痫、腰骶疼痛、脚跟肿痛。

仆参

【位置】昆仑穴直下，赤白肉际处。

【操作】拇指指甲掐揉。

【功效及主治】益肾健骨、疏经活络、安神定志。常用于下肢痿痹、足跟痛、癫痫。

三阴交

【位置】内踝尖直上三寸。

【操作】拇指端或中指端按揉。

【功效及主治】通经脉、活血络、清利下焦湿热。常用于遗尿、癃闭、肠鸣腹胀、泄泻、下肢痹痛、痿证等。

【注】常与揉丹田、推箕门合用，治疗泌尿系统疾病；常与补脾经、揉板门、捏脊合用，健脾胃、助运化而用于消化不良；与补肾经、揉足三里、掐揉阳陵泉合用则可活血通络，用于治疗下肢痹痛、痿证等骨关节疾病。

解溪

【位置】踝关节前横纹中点，两筋之间凹陷中。

【操作】拇指指甲掐揉解溪。

【功效及主治】镇惊止痉、止吐泻。常用于惊风、吐泻及踝关节屈伸不利。

【注】配合掐揉人中、掐揉阳陵泉镇惊止痉，配合足跟腱内外侧的太溪和昆仑穴用治于踝关节屈伸不利。

大敦

【位置】足大趾外侧指甲根与趾关节之间。

【操作】拇指指甲掐之。

【功效及主治】解痉息风。多用于惊风抽搐。

【注】常与十宣、老龙配用。

涌泉

【**位置**】足掌心前1/3处。

【**操作**】按揉涌泉或以拇指指腹着力向足趾方向推涌泉。

【**功效及主治**】揉涌泉向左旋揉止吐，向右旋揉止泻；推涌泉可引火归源退虚热，用于发热、五心烦热。

【**注**】推涌泉常与掐揉二人上马、掐揉内劳宫等配伍，治疗烦躁不安、夜啼；用于实热证时则常与退六腑、清天河水合用。

※提拿百虫、拿揉膝眼、拿委中、掐揉解溪、掐大敦均能息风止搐，主治惊风四肢抽搐，同时提拿百虫、拿揉膝眼、拿委中、掐揉解溪四穴合用还具有疏通经络的作用，可治疗下肢瘫痪、痹痛、关节屈伸不利，推箕门利小便实大便尚可用于治疗水泻。

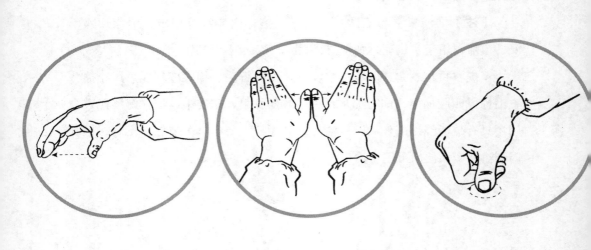

第四章

小儿疾病的诊断方法

第一节　小儿疾病的诊法

小儿推拿与其他各科一样，都是在诊断明确的前提下才能为患儿实施正确有效的治疗。小儿有其独特的生理、病理特点，病情的反应同样有一定的特征，故诊法的运用与成人不尽相同。而且婴幼儿不会言语，年龄偏大的小儿往往也不能清楚地诉说病情，再加上小儿腕部短，三部不分，就诊时哭闹而影响脉象气息等，均会给诊断造成较大的困难。因此，中医儿科在诊断小儿疾病时以望、闻为主，问、切为辅，综合其他证候，进行辨证论治。

一、望诊

望诊在儿科诊法中占重要地位，中医学认为体表与内脏有着密切联系，"有诸内，必形诸外"。小儿肌肤嫩薄，反应灵敏，脏腑病症每能反映到体表，因此，可通过望诊以察脏腑的寒、热、虚、实。

（一）望神色

望神色包括望精神状态和面部气色。

1.望精神状态

凡精神振作，目有光彩，表情活泼，面带笑容的，是健康的表现，即使有病，也多轻浅；若烦躁不安或精神疲惫，两目无神，举动呆钝，愁眉苦脸，则为有病的表现。

2.望面部气色

面部色诊，总以润泽为佳，枯槁无华为不良。正常小儿面色红润而有光泽，为气血充沛健康无病。

面呈白色，多为寒证、虚证；面白无华、唇色淡白，为血虚；另有外感初起、风寒束表者，也可见面色苍白。

面色红赤，多为热证，面红耳赤、咽痛脉浮，为外感风热；面颊红赤，唇红口臭，多为食积化热；午后颧红，为阴虚内热或久病伤阴之证。

面呈黄色，多属脾虚证或有湿浊；面色萎黄，形体消瘦，为脾胃功能失调，常见于各型疳证；面黄无华，脐周阵痛，夜间磨牙，多为肠道寄生虫病。

面呈青色，多属寒、痛、瘀、惊风等证。

面呈黑色，多属寒、痛、瘀、水饮、中邪毒。

（二）望形态

望形态就是通过望小儿的形体和动态，以观察疾病的内在变化。

1.望形体

包括望头颅、毛发、胸廓、躯干、四肢、肌肤、爪甲等。

凡发育正常，筋骨强健，肌肤丰润，毛发黑泽，为胎禀充足、形气壮实，皆为健康表现。

若发育不正常，筋骨软弱，形瘦肌削，皮肤干枯，毛发萎黄，是先天肾气不足，或后天脾胃失调。

头方发稀，囟门宽大，当闭不闭，可见于五迟证。

前囟及眼窝凹陷，皮肤干燥，可见于婴幼儿泄泻，阴伤液脱。

肌肉松弛，皮肤萎黄，多见于厌食、偏食、反复感冒。

毛发枯黄，或发竖稀疏，均为气血虚亏的表现。

2.望动态

正常小儿肢体活动自如，无痛苦貌。

如喜俯卧，常为脘腹伤寒、乳食内积，或有虫积；喜蜷卧者，多为腹痛；两手捧腹，呼叫不宁，多为急性腹痛；端坐喘促，痰鸣哮喘，多为哮喘；咳逆鼻扇胁肋凹陷如坑，呼吸急促者，多为重症肺炎喘嗽；颈项强直，四肢拘急，甚则角弓反张，抽搐握拳，概属惊风。

（三）审苗窍

审苗窍是指审查目、鼻、口及口内齿龈和咽喉、舌、耳及前后二阴。苗窍与脏腑有着密切的联系，舌为心之苗；肝开窍于目；肺开窍于鼻；脾开窍于口，口内齿龈属胃，咽喉则为肺胃之门户；肾开窍于耳，并主前后二阴。如脏腑有病，往往能反映于苗窍，故审苗窍是儿科望诊中的重要组成部分。

1.察目

小儿黑睛圆大灵活，双目传神，是肝肾精血充沛的表现。白睛红赤，为感受风热；眼泪汪汪，多为重感冒或麻疹将出之象；白睛色黄，为脾经湿热，如兼见皮肤发黄，为黄疸；白睛淡青色，多为身体怯弱而肝风盛；目眦赤烂，多是大小肠湿热郁积；睡时露睛，多是脾虚；白膜遮睛，多是疳积攻目；上下眼睑浮肿，甚则目下如卧蚕，是水湿上泛肾病表现；目睛转动呆滞，或见直视、斜视、上视等，多属惊痫动风。

2.察鼻

鼻塞流清涕，为风寒感冒，流浊涕为风热感冒；长期流浊涕而气味臭秽异常，是肺经蕴热、鼻渊表现。呼吸困难而鼻翼扇动，为重症，发病初期为肺气闭郁；久病鼻扇，喘而汗出者，则有可能是肺绝之证。鼻衄，为肺火上炎，迫血妄行。

3.察唇口及口内齿龈和咽喉

唇口属脾。唇色淡白，为脾胃血虚；唇色鲜红而深，为心脾郁热，深红而干焦是热盛伤津；环唇青色，主肝乘脾，须防抽搐惊掣；唇红肿痛，是脾经火热上炽。

齿龈属胃，齿龈红肿多属胃热上冲；牙齿逾期不出，多为先天肾气不足。

咽喉为肺胃之门户，是呼吸、进食之要道。咽红发热，乳蛾肿大，为外感风热或肺胃之火上炎；咽痛微红，有灰白色假膜而不易擦除者，常为白喉之证；口腔舌部黏膜破溃糜烂，为脾胃积热上熏或心火上炎；腮颚及口舌满布白屑，随拭随生，称为鹅口疮；两颊黏膜有白色小点，周围红晕，为麻疹初起、麻疹黏膜斑。

4.察舌

小儿舌诊，与成人大致相同，择其特点，简述如下：

小儿舌体淡红、润泽，伸缩活动自如，以及初生儿舌红无苔和乳儿的乳白苔，均属正常现象。

舌质淡白为气血虚亏；舌质绛红，舌有红刺，为温热邪入营血；舌质红少苔，为阴虚火旺；苔白为寒，苔黄为热，苔白腻为寒湿内滞，或有寒痰积食；舌红苔黄厚腻如霉酱，为乳食积滞；舌苔局部剥蚀如地图样（即"地图舌"），时好时发，多属胃阴不足。另外，在诊察舌体时，尚需注意有无吐舌、弄舌、重舌、木舌等现象（舌舒长而良久不收者为吐舌，舌出而弄扰不休为弄舌，舌根肿胀为重舌，舌肿而不柔和者为木舌，多为心、脾、肺积热）；当出现苔色异常时，尚需询问是否吃过某种食物或药物，注意是否系染苔。

5.察前后二阴

前阴指生殖器、尿道口。男孩阴囊松紧适度，收放自如为正常。如阴囊松弛不收，主肾气不足；阴囊连阴茎肿胀光亮，为水湿泛滥已成肿病。女孩前阴赤红潮湿，属下焦湿热。

后阴指肛门，肛门红肿热痛，为大肠湿热；便后脱肛为中气虚陷；新生儿肛门连臀部红赤，湿痒流脂，为尿布湿疹；若大便干结带鲜血，且解时疼痛，多为肛裂。

（四）望二便

1.大便

正常小儿的大便色黄，干湿适中。大便燥结如羊粪，数日一行，为肠热腑实，或热病伤阴，津液不足所致；大便稀薄，或色黄有不化完谷，多为伤食泄泻；下利清谷，滑泻不止，多为脾肾阳虚的虚寒泄泻；大便有红白黏冻，次数频频，里急后重，为湿热蕴阻大肠，多为痢疾。

2.小便

正常小便淡黄而清。小便黄赤混浊，解时刺痛，为湿热下注；小便混浊如米泔水，多为饮食失调，运化失职之证；小便色深黄，染衣不退，多属黄疸；小便清白量多，伴口渴、大量饮水，见于消渴证；小便清长量多，夜间遗尿，多为肾气虚损。

（五）察指纹

察指纹主要用于3岁以内小儿的疾病诊断。指纹是指虎口至食指掌侧外线所显现的脉络，食指近掌侧虎口第一节为风关，第二节为气关，第三节为命关。正常小儿指纹，红黄隐隐而不显露风关以上，若发生疾病，则指纹的浮沉、色泽、部位，多随之而发生变化。

看指纹的方法：在向光处，医者以左手拇、食二指执患儿食指尖端，另以右手拇指从命关轻轻向风关推按，使指纹浮露，便于察看。

1.浮沉分表里

指纹浮而显现，为病邪在表；沉而隐约，多为邪已入里。

2.红紫辨寒热

纹色鲜红而纹体浮露为风寒发热表证，深红多为热邪内郁，淡红多属虚寒；青紫多主痛、惊、抽搐。

3.淡滞定虚实

凡见指纹色淡，不论新病久病，均属虚证；指纹郁滞，推之不畅，多因痰湿、食滞、邪热郁结，病邪稽留，阻遏营卫，均属实证。

4.三关测轻重

指纹现于风关，为病邪初侵，证尚轻浅；见于气关，为邪已深入，病势正旺；若从风关、气关透达命关或直透指端爪甲，即所谓"透关射甲"，为病情危急。现选小儿三关脉纹歌诀之"虎口三关部位脉纹形色"如下：

虎口三关部位脉纹形色
《医宗金鉴·幼科心法要诀》
清代吴谦（六吉）等

初生小儿诊虎口，男从左手女看右；

次指三节风气命，脉纹形色隐隐安；

形见色变知儿病，紫属内热红伤寒；

黄主脾病黑主恶，青主惊风白是疳；

风关病轻气关重，命关若见病多难；

大小曲紫伤滞热，曲青人惊走兽占；

赤色水火飞禽扑，黄色雷惊黑阴痫；

长珠伤食流珠热，去蛇吐泻来蛇疳；

弓里感冒外痰热，左斜伤风右斜寒；

针形枪形主痰热，射指射甲命难全；

纹见乙字为抽搐，二曲如钩伤冷传；

三曲如虫伤硬物，水纹咳嗽吐泻环；

积滞曲虫惊鱼骨，形似乱虫有蛔缠。

脉纹形色如参合，医者留神仔细观。

《虎口三关部位脉纹形色》释意：

凡初生小儿有疾病者，须查看虎口叉手处脉纹之形色，依照脉纹形色的不同改变，对病症进行诊断及决病之生死轻重。一般男看左手次指内侧，女看右手次指内侧。指之三节，由指根至指端。初节曰风关，次节曰气关，末节曰命关。其纹色红黄相兼，隐隐不见为平安无病。若纹呈紫色属内热，红属伤寒，黄为伤脾，黑为中恶，青主惊风，白主疳证。纹在风关主病轻，气关主病重，若过命关则病危难治。又当视其纹形大小曲弯，纹形弯曲色紫者主伤食内热，纹形弯曲色青者主受人惊吓或走兽惊吓，色赤者纹似水字或火字形主受飞禽所惊。又色黄者主雷惊，色黑者主阴痫（指痫证偏于虚寒的一种类型）。如指上纹形一点红色，名曰流珠，主伤内热；圆长者曰长珠，主饮食伤。上（朝向指根一方）尖长下（朝向指端一方）微大者，名曰去蛇，主伤食吐泻；上微大下尖长者，名曰来蛇，主湿热成疳。弓反里者，形弯向中指，主感寒热邪气；弓反外者，形弯向大指，主内热痰盛。纹斜向左者，其纹斜向中指，主伤风；纹斜向右者，其纹斜向大指，主感寒（此处应指女看右手，男看左手者反之）。针形者直若悬针微短，枪形者直射如枪微长，皆主痰热。透关射指射指甲者，其纹直射指端指甲，主脾气大败，病危不起，二者皆属不治。乙字纹纹似乙字，主惊风抽搐。二曲如弯钩主伤生冷，三曲如虫主伤硬物。水纹形者纹似水面轻波，主咳嗽；纹如环者则主吐泻、疳病。又曲虫纹纹似弯虫，主积滞。脉纹如鱼骨、鱼刺者，主惊痰发热。纹形杂乱如乱虫者则主蛔虫缠扰。习幼科者，必以此形状和颜色的异常改变留神诊察，才能更好地避免诊断上的失误。

流珠：只一点红色。主膈热，三焦不和，饮食所伤，欲吐泻，肠鸣自利（"自利"指慢性腹泻），烦躁不安。

环珠：较流珠为大。主脾虚又饮食内停，脘腹胀满，烦躁发热。

长珠：一头大，一头尖近似椭圆。主脾伤饮食，积滞腹痛，寒热不调，厌食拒食。

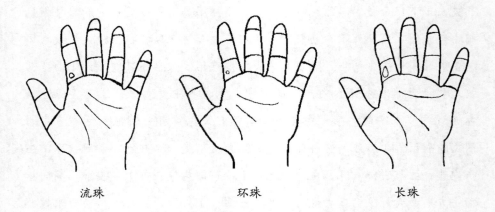

流珠　　　　　　　环珠　　　　　　　长珠

来蛇：上头（朝向指根一方）粗大如蛇头。主脾胃湿热，疳邪所致的中脘不利，干呕不食。

去蛇：下头（朝向指端一方）粗大如蛇头。主脾虚冷积，吐泻烦渴，气短神困，多睡不食。

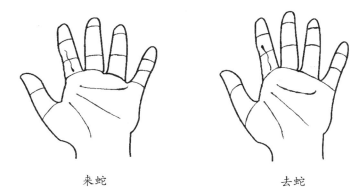

来蛇　　　　　　　　　　去蛇

弓反里弯向中指：主感寒热邪气，头目皆重，倦怠，四肢稍冷，咳嗽吐逆。

弓反外弯向大指：主痰热，心神恍惚作热，夹惊夹食，风痫。

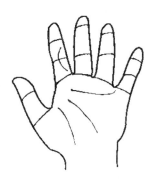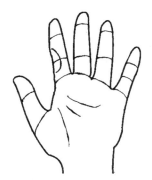

弓反里弯向中指　　　　　弓反外弯大拇指

针形： 直射若悬针微短。主心肝热极生风，惊悸顿闷，困倦不食，痰盛发搐。又曰："悬针，主泻痢。"

枪形： 直射如枪微长。主风热，发痰作搐。

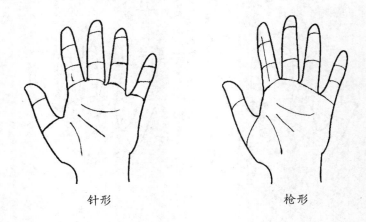

针形　　　　　　　　　　枪形

鱼骨形： 主惊痰发热，甚则痰盛发搐，或不食，乃肝木盛而克脾土征象。

鱼刺形： 初关主惊，气关主疳，命关主虚，难治。

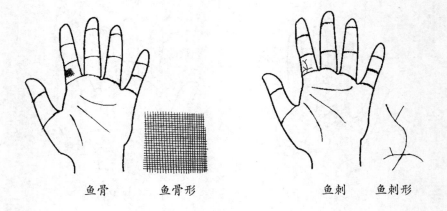

鱼骨　　鱼骨形　　　　　鱼刺　　鱼刺形

水字形：形似水字，主咳嗽。风关如水字主膈上有痰，并虚积停滞；气关如水字主惊风入肺，咳嗽、面赤；命关如水字主惊风疳证，极力惊。又曰："水字，肺疾也，谓惊风入肺也。"

曲虫：肝病甚也。

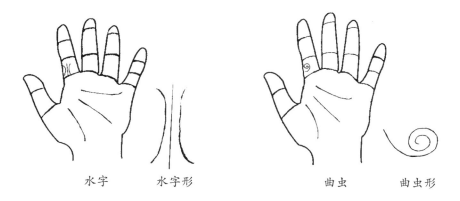

水字　　　水字形　　　　　　　曲虫　　　曲虫形

长虫：主伤冷。

虬（虫的意思）文：心虫动也。心虫指蛔虫。

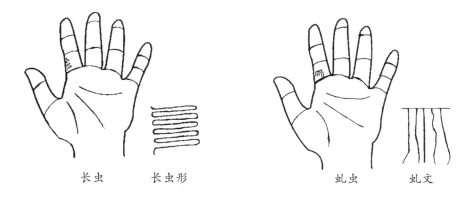

长虫　　　长虫形　　　　　　　虬虫　　　虬文

如环：主吐泻、疳病，主肾有毒也。

乙字：风关主肝惊，气关主急惊，命关主慢惊脾风。

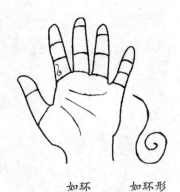
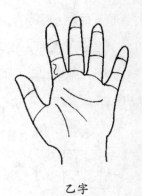

如环　　　如环形　　　　　　　　　乙字

曲向外：主风疳。

曲向里：主气疳。

透关射指：向里为射指。主惊风，痰热聚于胸膈，乃脾肺损伤，痰邪聚积。

透关射甲：向外为射甲。主惊风恶症，受惊传于经络。风热发生，十死一生。

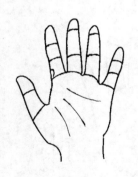
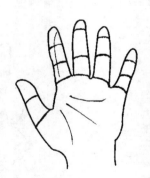
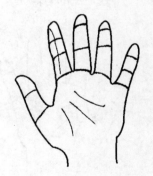

曲向外　　　　　　　射指　　　　　　　　射甲

钩脉：主伤寒。

斜向左：主伤风。

斜向右：主伤寒。

二、闻诊

闻诊是医者运用听觉和嗅觉以诊察病证，如听小儿的啼哭、语言、呼吸、咳嗽等声音，以及嗅小儿的口气、大小便气味，以辨别疾病的性质。

（一）啼哭声

健康婴幼儿哭声洪亮，并有泪液。若哭声尖锐，忽急忽缓，时作时止，多为腹痛；啼哭声哑，拒绝咽食或呼吸不利，多属咽喉肿痛，或兼痰涎交阻所致；小儿哭声在病时洪大的多属实证，微弱则多为虚证。

（二）语言声

已会讲话的小儿，语言清晰响亮为正常。语声低弱无力多为病重气虚的表现；高声尖呼，多由剧烈疼痛所致；谵语狂言，多为温热化火入营，热灼营阴，扰动心神；突然声哑，多由风热痰火郁闭所致。

（三）呼吸声

呼吸以平顺调畅为正常。若呼吸气粗，喘息鼻扇，痰鸣如锯，为肺气闭郁，风痰上壅之象；若抬肩喘息，气促声嘶，烦躁不宁，色青暗，为"马脾风"危候（其为小儿"暴喘而胀满"之危重证候。症见胸高气壅，肺胀喘满，两胁抬高，鼻翼扇动，大小便秘，神气闷乱）；呼吸微弱无力，概属虚证。

（四）咳嗽声

咳嗽稀疏，咳声畅利，神色如常，为外邪犯肺之轻证；咳声欠爽，痰涎清稀、鼻塞流清涕，为外感风寒；咳而气粗声重，痰稠色黄，多属肺热；声嘶哑，声声如破竹，喉鸣气促，为喉痹肺闭之重证；久咳声哑，干涩无痰，为肺燥阴虚；咳呈阵发，连声不断，气逆上冲，并有鸡鸣样回声，或继以呕吐，多为顿咳。

（五）嗅气味

小儿口气臭秽，或见疳疮龈腐，多是肺胃积热；嗳气酸腐，大便酸臭，为伤食伤乳之证。大便臭秽不堪，是大肠积热；便稀腥臊，是脾虚不运；下利清谷，不臭而腥，为脾肾虚寒。小便黄赤臊秽，是三焦蕴热；清长少臭，是肾虚寒；混浊而带腥臭，是膀胱湿热。呕吐物酸腐，多为食积化热；呕吐物臭秽如粪，多因肠结气阻，秽粪上逆。

三、问诊

儿科问诊，主要是向亲属或保育人员了解患儿的病情和有关病史，对较大儿童也可以直接询问，作为补充。儿科问诊与成人基本相似，现简述如下：

（一）问寒热

授乳时感觉乳儿口舌气热，头、身、皮肤灼热，便是发热之证；小儿

104

依偎母怀，蜷缩就暖的，为恶寒怕冷之象；寒热起伏，定时而作，往来不已者多为疟疾；若头身四肢俱热，而神志昏沉，为热邪炽盛；如在夏令，久热不退，口渴神烦，无汗多尿者，多为小儿夏季热；午后或傍晚低热，手足心热多属阴虚内热；掌心独热或脘腹灼热，多属脾胃食滞，蕴积发热。

（二）问汗

小儿由于生机蓬勃，肌肤嫩薄，腠理不固，故较成人容易出汗，一般不属病态。若汗出较多，稍动即出，称为自汗，多属气虚卫弱之象；寐后出汗甚则衣襟皆湿，称为盗汗，多为阴虚内热之象。若在病中，突然汗出如珠，肢端不温，为亡阳虚脱之危象。

（三）问头身

小儿啼哭摇头，或发热而喜伏睡，多属头痛；伸屈不宁而呻吟者，多为肢体疼痛；角弓反张，颈项强直，多为惊风。

（四）问二便

新生儿大便较稀软，次数较多，属正常状态。问二便情况，当结合望诊，才能正确判断病情。在问二便辨病时需参阅二便望诊一节。

（五）问饮食

按时饮食，食量正常，是健康之征。若胃呆少纳，腹部胀满，嗳气吞酸，甚至兼有吐泻，则为伤于乳食、食滞内停之证；若能食便溏，完谷不化，形体干瘦，或兼嗜食异物，则为疳积伤脾，胃强脾弱之证；若长期胃纳不佳，形神委顿，主脾胃虚弱。

（六）问胸腹

较大儿童需问胸腹之疾苦。如胸部刺痛，伴咳嗽发热，为温邪犯肺；脘腹饱胀，多为伤食积滞；腹痛泄泻，多为脾不健运；若腹痛绕脐，时发时止，或有吐出蛔虫，便出蛔虫，则属虫积腹痛。

（七）问睡眠

小儿不论有病无病，以能安静睡眠为佳。夜间烦躁，睡中惊叫，多受惊恐，或为邪热内蕴所致；睡中磨齿，多是虫积郁热；困倦思睡，呼之则醒，神志尚清者，谓之嗜睡，多由湿邪内困所致；沉睡困乏，呼之不醒，对强烈刺激尚有一定反应者，多属痰迷心窍之证。

（八）问其他

除上述问诊内容外，对小儿病前的健康状况、本次的发病经过、治疗过程、以往患过何种疾病、接受过何种预防、有无传染病史等，均应详细询问。如果怀疑有产伤或先天发育异常者，还要问母亲的孕产史，以助诊断。

四、切诊

切诊包括切脉和触诊两大部分。

（一）切脉

小儿寸脉部位较小，不能容三指以候寸、关、尺，故常采用一指定三部的方法。

小儿病脉，主要有浮、沉、迟、数、有力、无力六种。

轻按即得，为浮脉，主表证；浮而有力为表实，浮而无力为表虚。

重按才得，为沉脉，主里证；沉而有力为里实，沉而无力为里虚。

脉来一息（一息指一呼一吸，正常一呼一吸脉搏跳动五次。）五次以下，为迟脉，主寒证；脉来一息六七次以上，多为数脉，主热证。

此外，还有几种脉象在儿科临床上也常遇到，如弦脉多见于腹痛、惊风；滑脉多见于痰热壅盛，或食积内停；濡脉多见于气血不足，或湿邪致病。

（二）触诊

触诊就是医者用手触摸和按压患儿的皮肤、头、胸、腹、背、胁、四肢等部，以诊察病症的一种方法。

1.皮肤

肤冷汗多为阳虚、卫阳不固；皮肤灼热无汗，为表邪郁闭；皮肤水肿，按之凹陷不起，多为虚证，按之凹陷即起，多为实证；皮肤干燥松弛，多为气液耗损。

2.头颈部

婴儿在十八个月内，颅囟未合，按之柔软，略为低凹的为正常现象。若前囟逾期不闭，为肾气不足，不能充髓；凹陷如坑，起于吐泻之后者，则由津亏液脱所致；若囟门高凸，称为囟填，并有高热神昏者，属火热上冲，多见于急性重度脑膜炎、脑炎等颅内病变；头颈软弱不能抬举，为肾精不充，元阳不振；颈部两侧有肿物如杏核，按之微痛者，多属痰核；如连珠成串，推之能移者，则为瘰疬。

3.胸背部

胸部以两侧对称，不高不陷，按之不痛，叩之声音清亮为正常。前胸高凸，为鸡胸；脊背后凸，为龟背；胸高气促，按之灼热，多属肺热痰鸣；一侧胸满，呼吸引痛，或一处肿硬，疼痛拒按，则多悬饮、结胸、流痰之类。

4.胁腹部

腹部以柔软温和，按之不胀不痛为正常。腹痛喜按、喜暖、按之痛减，为虚证、寒证；腹部胀硬，疼痛拒按，按之灼热，为实证、热证；腹胀满，中空如鼓，多是气胀；腹皮光亮，如囊裹水，多是水湿停滞；左胁下触及痞块，多属脾病；右胁下触及痞块，多属肝脏肿大。小腹胀痛拒按，小便不通，多属膀胱气化不利。

5.四肢

四肢厥冷，为阳气虚衰，或深厥之兆，如肢冷而身灼热，多为外感初起，表邪郁闭之象；四肢拘急，为惊风之征；一侧或两侧肢体瘦削，软瘫无力，多属小儿麻痹症。

第二节　小儿疾病的辨证

在运用望、闻、问、切四诊收集资料之后，就要对这些资料加以分析归纳，首先确定所患何病，再辨别病的寒热、虚实、阴阳属性以及病变发生的部位，推断疾病的发展趋势。病和证全部辨明，才可立法、处方、施治。本节即介绍辨别病性、病位、病势的常用方法。

一、八纲辨证

八纲辨证是依据四诊所收集的病史、症状、体征等资料，按表、里、寒、热、虚、实、阴、阳的特点加以分析，以判断疾病的病性为主的方法。

（一）辨表里

辨别病变部位的浅深。表，是指人体表浅部分，如皮毛、肌肉和经络；里，则指人体内部较深部分，如脏腑、骨髓等。

1.表证：多见于病证早期，邪袭卫表。

主症：恶寒、发热、鼻塞流涕，舌苔薄白，脉浮，指纹色红。

2.里证：见于外感中期及极期，表邪传里，累及脏腑。

主症：壮热或潮热，烦躁或神昏，口渴，呕吐，便秘、泄泻，舌苔黄或白厚腻，脉沉，指纹紫暗。

（二）辨寒热

辨别病证的寒热属性。

1.寒证：因寒邪侵袭或阳气衰退所致的阴寒内结或阳虚外寒的证候。

主症：畏寒，四肢蜷缩不温，口不干，尿清长，大便稀，舌淡苔白而润滑，脉迟或紧，指纹淡。

2.热证：因火热之邪外侵入里，或阴虚热自内生而成的证候。

主症：发热面红，口干气热，烦躁，尿少便结，唇舌鲜红，苔黄而干燥，脉数，指纹紫。

（三）辨虚实

辨别邪正的盛衰，邪气盛属实，正气衰属虚。

1.实证：多见于胎元素盛，体质甚健，发病急，正气尚盛，邪实壅滞。

主症：高热、口干、烦躁，啼哭声洪亮，便结，尿黄，舌质苍老，苔厚腻，脉实有力，指纹沉紫。

2.虚证：多见于胎元禀赋不足，或疾病的中、后期正气亏虚。

主症：阳虚者面色苍白，消瘦，精神萎靡，气短乏力，食少便溏，舌淡胖嫩，脉虚沉迟；阴虚者则五心烦热，消瘦颧红，口咽干燥，盗汗潮热，舌红少苔，脉虚细数。

（四）辨阴阳

1.阴证：寒证、虚证均属阴，为元气不足，阴寒内生。

主症：面色暗淡，精神萎靡，形寒蜷卧，肢冷倦怠，啼声低怯，吮乳口气冷，大便腥臭，小便清长，舌体胖嫩，苔薄白，脉沉迟，或弱或细涩。

2.阳证：热证、实证属阳，为阳热炽盛，蒸灼于里。

主症：面色红赤，肌肤灼热，躁动不安，啼声洪亮，呼吸气粗，喘促痰鸣，口干，吮乳口气热，大便秘结，小便短赤，舌质红绛，舌苔黄黑或生芒刺，脉浮数、洪大、滑实，指纹色紫。

二、脏腑辨证

（一）五脏辨证

五脏辨证是依据四诊所收集的病史、症状、体征等资料，按五脏所主加以分析，以确定疾病病位为主的方法。

1.心病辨证

心主血脉，又主神志，与小肠相表里。

（1）心热：为心热炽盛，灼及神志的证候。

主症：叫哭惊悸，手足动摇，发热欲饮，口中气温，合面而卧（指面朝下而卧），目窜咬牙，舌尖红绛，或生舌疮，腐烂疼痛，脉数有力。

（2）心气实：亦名心气盛，为心气壅盛，心阳过旺，神志、血脉过亢有余的证候。

主症：胸内痛，胁支满，胁下痛，膺（指胸部）背膊腋间痛，两臂内痛，嬉笑不休，口舌生疮，脉洪实相搏。

（3）心气虚：指心气不足，鼓动乏力，血行无力的证候。

主症：困卧，悸动不安，自汗，倦怠乏力，面色㿠白，喜出长气，舌淡苔白，脉细弱无力。

（4）心血虚：指因失血过多或血的生化之源不足，所致心血不足、营阴亏虚的证候。

主症：心悸心烦，易惊不卧，面色淡黄或苍白，唇舌色淡，脉细弱。

（5）痰火扰心：痰火扰心证，是指痰火扰乱心神所出现的证候。多因精神刺激，思虑郁怒，气郁化火炼液为痰，痰火内盛；或外感热邪，热灼津液煎熬为痰，热痰内扰所引起。

主症：胸闷，头晕目眩，发热气粗，面红耳赤，痰黄稠，喉间痰鸣，躁狂谵语，舌红苔黄腻，脉滑数。

（6）痰迷心窍：痰迷心窍证，是指痰浊闭闷心窍所表现的证候。

主症：面色晦滞，脘闷泛恶，意识模糊，语言不清，喉有痰声，甚则昏不知人。舌苔白腻，脉滑。

2.肝病辨证

肝主疏泄，肝主筋开窍于目，在志为怒，其脉络于阴器。

（1）肝热：肝胆热结引起的证候。

主症：发热，目直视，叫哭或惊搐口苦，大便秘结，小便黄涩，舌红苔黄，脉弦数，指纹紫。

（2）肝气实：肝气郁结，邪气壅盛所致的证候。

主症：身热，目赤，两胁下痛引少腹，易怒，甚则气逆头眩，耳聩颊肿，舌苔薄白，脉弦。

（3）肝风：指肝受风邪和肝风内动所致的证候。

主症：实则目直，大叫，呵欠，项急，顿闷；虚则咬牙，多呵欠。

（4）肝血虚：肝血虚证，是指肝脏血液亏虚所表现的证候。多因脾肾亏虚，生化之源不足，或慢性病耗伤肝血，或失血过多所致。

主症：眩晕耳鸣，面白无华，爪甲不荣，夜寐多梦，视力减退或成雀盲。或见肢体麻木，关节拘急不利，手足震颤，肌肉眴动。舌淡苔白，脉弦细。

（5）肝阴虚：肝阴虚证，是指肝脏阴液亏虚所表现的证候。多由情志不遂，气郁化火，或肝病、温热病后期耗伤肝阴所致。

主症：头晕耳鸣，两目干涩，面部烘热、胁肋灼痛，五心烦热，潮热盗汗，口咽干燥，或见手足蠕动。舌红少津，脉弦细数。

3.脾病辨证

脾主运化水谷，脾开窍于口，脾脉系于舌，脾和则知味；脾主肌肉，主津液输布。

（1）寒湿困脾：寒湿困脾证，是指寒湿内盛，中阳受困而表现的证候。多由饮食不节，过食生冷，淋雨涉水，居处潮湿，以及内湿素盛等因素引起。

主症：脘腹痞闷胀痛，食少便溏，泛恶欲吐，口淡不渴，头身困重，面色晦暗，或肌肤面目发黄，黄色晦暗如烟熏，或肢体浮肿，小便短少。舌淡胖苔白腻，脉濡缓。

（2）湿热蕴脾：湿热蕴脾证，是湿热内蕴中焦所表现的证候。常因感受湿热外邪，或过食肥甘厚腻酿湿生热所致。

主症：腹部痞闷，纳呆呕恶，便溏尿黄，肢体困重，或面目肌肤发黄，色泽鲜明如橘，皮肤发痒，或身热起伏，汗出热不解。舌红苔黄腻，脉濡数。

（3）脾气虚：即脾胃虚弱，中气不足，脾失健运的证候。

主症：纳呆，食谷不化，泄泻色白，睡时露睛，消瘦，疲乏，面色淡白或萎黄，舌淡苔白，脉缓弱。

（4）脾阳虚：指脾胃气虚，寒从中生，中阳不运，寒水侮土的证候。

主症：面色苍白，目无精光，口鼻气冷；或肌体瘦弱困重，四肢不温；或吐水腹痛，腹胀不思乳食，五更泄泻；或周身浮肿，小便不利，舌淡胖，苔白滑，脉沉迟无力。

（5）中气下陷：中气下陷证，是指脾气亏虚，升举无力而反下陷所表现的证候。多由脾气虚进一步发展，或久泻久痢所致。

主症：脘腹重坠作胀，食入益甚，或便意频频，肛门坠重；或久痢不止，甚或脱肛；或小便浑浊如米泔。伴少气乏力，肢体倦怠，声低懒言，头晕目眩。舌淡苔白，脉弱。

（6）脾不统血：脾不统血证，是指脾气亏虚不能统摄血液所表现的证候。多由久病脾虚引起。

主症：便血、尿血、肌衄、齿衄等，常伴食少便溏、神疲乏力、少气懒言、面色无华、舌苔白、脉细弱等症。

4.肺病辨证

肺司呼吸，外合皮毛，开窍于鼻，故主气和一身之治节。肺为娇脏不耐寒热，外感诸病常先侵犯肺卫而为患。

（1）肺寒：为肺经有寒，属阳虚的证候。

主症：恶寒身冷，咳嗽，口中津液过多自生，气息弱或短气，或哮喘发作，舌淡苔薄白，脉迟缓，指纹浮而色淡。

（2）肺热：由外邪犯肺，气郁化热，灼液为痰，痰热壅肺而成。

主症：恶寒发热，咳嗽气促，痰黄黏稠，或喘促，咳吐脓血，胸痛，舌红苔黄或黄腻，指纹浮紫。

（3）肺燥：肺燥，是指秋令感受燥邪，侵犯肺卫所表现的证候。

主症：干咳无痰或痰少而黏，不易咳出，唇、舌、咽鼻干燥欠润，或身热恶寒，或胸痛咯血。舌红苔白或黄，脉数。

（4）肺气虚：为肺气不足的证候。

主症：咳嗽、气短，甚则喘促或呼吸困难，痰多清稀，疲乏怕冷，声低自汗，面色淡白无光泽，舌质淡嫩，脉弱，指纹色淡。

（5）肺阴虚：为肺阴亏损的证候。

主症：干咳少痰，潮热盗汗，两颧潮红，手足心热，咽燥声哑，舌红而干、少苔，脉细数。

5.肾病辨证

肾主藏精，为先天之本，生长发育为肾所司；肾主气化，失职则为肿满、喘逆、癃闭、遗尿等症。

（1）肾阳虚：为素体阳虚，先天不足的证候。

主症：发育迟缓，形寒肢冷，精神不振，气短而喘，腰脊酸软，小便夜多，舌淡嫩，苔白润，脉沉细弱，指纹淡。

（2）肾阴虚：为肾阴及精津耗损的证候。

主症：午后潮热，五心烦热，腰酸疲乏，两颧潮红，口干咽痛，舌红少苔或无苔，脉细数，指纹细，色紫红。

（3）肾气虚：为肾之阴阳、精气俱虚的证候。

主症：小便频数而清，尿后余沥不尽，甚则失禁、尿床，腰脊酸软，智能迟缓，短气，四肢不温，面色少华，唇舌淡白，脉细弱，指纹淡。

（4）肾不纳气：是肾气虚衰，气不归元所表现的证候。多由久病咳喘，肺虚及肾，或劳伤肾气所致。

主症：久病咳喘，呼多吸少，气不得续，动则喘息愈甚，自汗神疲。声音低怯，腰膝酸软，舌淡苔白，脉沉弱。或喘息加剧，冷汗淋漓，肢冷面青，脉浮大无根；或气短息促，面赤心烦，咽干口燥，舌质红，脉细数。

（二）六腑辨证

六腑指胆、胃、大肠、小肠、膀胱和三焦，六腑辨证也是以辨别疾病病位为主的方法。

1.胆病辨证

（1）胆气郁结：足少阳胆经气机郁结。

主症：口苦，咽干，目眩，耳聋，胁痛，舌苔黄腻，脉弦滑。

（2）肝胆湿热：肝胆湿热证是指湿热同时蕴结肝胆所表现的证候。多由感受湿热之邪，或偏嗜肥甘厚腻，酿湿生热，或脾胃失健，湿邪内生，郁而化热所致。

主症：胁肋部胀痛灼热，或有痞块，厌食，腹胀，口苦泛恶，大便不调，小便短赤，舌红苔黄腻，脉弦数。或寒热往来，或身目发黄，或男婴阴囊湿疹，瘙痒难忍，睾丸肿胀热痛，女婴外阴瘙痒等。

2.胃病辨证

胃主受纳腐熟，胃病则和降不畅，腑气不通。

（1）食滞胃脘：为乳食停滞，阻塞气机，胃失和降，腑气不通。

主症：恶心呕吐，嗳腐吞酸，消化不良，食欲不振，脘腹胀满或疼痛，舌苔厚腻，脉滑。

（2）胃热：为积久化热，或过食辛辣煎炸之品，或外邪入里系于阳明所致。

主症：口气热臭，胃中嘈杂，食入即吐，大便干燥，舌红，苔黄，脉数，指纹色紫。

（3）胃寒：为过食生冷，或中阳不足所致。

主症：脘腹坠胀冷痛，喜暖喜按，食久不消，呕吐或泻下未消化之食物残渣，舌淡，苔白润，指纹淡红。

（4）胃阴虚：为脾阴虚和胃阴虚相合的证候。

主症：口干唇燥，干呕，饮食减少，吞咽不利，大便干结，舌干绛，少苔，脉细数。

3.小肠病证

小肠主分清泌浊，受病则清浊不分，转输障碍。

（1）小肠虚寒：为小肠受寒则清浊不分，下泻大肠所致。

主症：腹痛隐隐，喜温喜按，小便不利，大便溏泻。

（2）小肠实热：为心热下移，小肠受病，热耗津液的证候。

主症：小便色黄短赤，甚则尿频、尿痛，口舌生疮，心烦，舌红苔黄，脉数，指纹紫滞。

4.大肠病辨证

大肠为传导之官，主排泄糟粕，受病则传导失职。

（1）大肠热结：热灼津液，大肠传导不畅则大便秘结，热极则血腐肉败。

主症：大便干燥难下，便血鲜红，甚则脱肛。

（2）大肠湿热：大肠湿热证，是指湿热侵袭大肠所表现的证候。多因感受湿热外邪，或饮食不节等因素引起。

主症：腹痛，下利赤白黏冻，里急后重；或暴注下泻，色黄而臭。伴见肛门灼热，小便短赤，口渴，或有恶寒发热，但热不寒等症。舌红苔黄腻，脉濡数或滑数。

（3）寒湿内阻：为中阳不足，或外受寒湿下移大肠所致。

主症：腹痛肠鸣，大便溏泻，便色清稀多沫，舌淡苔薄白，指纹色淡。

（4）肠虚滑泻：肠虚滑泻证，是指大肠阳气衰败不能固涩所表现的证候。多由泻、痢久延不愈所致。

主症：利下无度，或大便失禁，甚则脱肛，腹痛隐隐，喜热喜按，舌淡苔白滑，脉沉弱。

5.膀胱病辨证

膀胱主化气行水，膀胱受病则气化失常，引起水道不利或失约。

（1）膀胱实热：为实热下移膀胱，热邪煎熬津液，热伤血络的证候。

主症：小便短赤，味臊臭，尿频、尿急、尿痛，淋漓不畅，或尿血，或有砂石，舌红苔黄，脉数，指纹紫滞。

（2）膀胱虚寒：肾阳不足，膀胱气化无力，水道失约。

主症：小便清长，无臭味，尿频，淋漓不尽，以及遗尿、小便失禁。

6.三焦病辨证

三焦是指上焦心、心包、肺，中焦脾、胃，下焦肝、肾。除此之外，还指手少阳三焦经所主证候。五脏及胃之证候已于前述，又心包代心受邪，所主证候也多以心病证为主，故本处论述仅为手少阳三焦经病。

三焦气滞：为手少阳经脉之气机壅滞而成。

主症：咽喉肿痛而闭塞，汗出，眼外角痛，颊肿，听力减退，耳、肩、肘、臂外缘皆痛，无名指不能运动，舌色暗，脉弦。

四、其他辨证方法

除了以病性、病位为依据的辨证方法外，外感病还有以传变趋势为依据的辨证方法。

（一）六经辨证

所谓六经，即是太阳、阳明、少阳，太阴、少阴、厥阴。六经辨证的重点，在于分析外感风寒所引起的一系列病理变化及其传变规律。

1.太阳病证

太阳为人身之藩篱，主肌表，外邪侵袭，多从太阳而入，其主症为头项强痛而恶寒，主脉为浮脉。

（1）太阳中风证：是指以风邪为主侵袭太阳经脉，卫表不固，营阴外泄所表现的证候。以恶风，汗出，脉浮缓为辨证要点。

（2）太阳伤寒证：是指以寒邪为主侵袭太阳经脉，致使卫阳被遏，营阴郁滞所表现的证候。以无汗，头身疼痛，脉浮紧为辨证要点。

2.阳明病证

阳明病证是因太阳病未愈，病邪逐渐亢盛入里所致，为阳气亢旺，邪从热化的最盛的极期阶段，属里实热证。

（1）阳明经证：邪热亢盛，充斥阳明之经，弥漫全身，而肠中糟粕尚未燥结所表现的证候。以大热、大汗、大渴引饮、面赤心烦，舌红苔黄燥，脉洪大为辨证要点。

（2）阳明腑证：邪热内炽阳明之腑，并与肠中糟粕相搏，燥便内结所表现的证候。以日晡（指申时，下午3～5点）潮热，手足濈然汗出，脐腹胀痛，大便秘结，舌红苔黄厚燥，边尖起芒刺，甚至焦黑燥裂，脉沉迟而实为辨证要点。

3.少阳病证

少阳病从其病位上来讲，是已离太阳之表，而未入阳明之里，因而在其病变的机转上既不属于表证，也不属于里证，而是属于半表半里的热证。邪犯少阳胆腑，机枢失运，经气不利，故以寒热往来，胸胁苦满，舌苔白或薄黄，脉弦为辨证要点。

4.太阴病证

太阴病属里虚寒湿证，是指脾阳虚衰，邪从寒化，寒湿内生所表现的证候。以腹满时痛，自利，口不渴，舌苔白腻，脉象沉缓而弱等虚寒之象为辨证要点。脾属太阴，与阳明胃相表里，又脾与胃同居中州，故两经见证可相互转化，即阳明病而中气虚者，可转化为太阴；太阴病而中阳渐复，亦可转化为阳明。

5.少阴病证

少阴病属全身性虚寒证。既可从阴化寒，又可从阳化热。

（1）少阴寒化证：是指阳气虚衰，病邪入内，从阴化寒，阴寒独盛所表现的虚寒证候。以无热，肢厥，下利，脉微为辨证要点。

（2）少阴热化证：是指阴虚阳亢，病邪入内，从阳化热所表现的证候。以心烦失眠，口燥咽干，舌尖红，脉细数为辨证要点。

6.厥阴病证

厥阴病证是指在伤寒病发展传变的较后阶段，出现阴阳对峙、寒热交错、厥热胜复的证候。厥阴病的主症，表现为上热下寒。因厥阴为阴之尽，其特点是阴阳各趋其极，阳并于上则上热，阴并于下则下寒。故临床出现消渴，气上撞心，心中疼热，饥而不欲食，食则吐蛔的寒热错杂证为其特点。

（二）卫气营血辨证

卫气营血辨证，是清代叶天士运用于外感温热病的一种辨证方法。它在伤寒六经辨证的基础上发展起来，又弥补了六经辨证的不足，从而丰富了外感病辨证学的内容。

温热之邪侵袭人体，由表入里，由浅入深，一般分为卫、气、营、血四个阶段。卫分证主表，病在肺与皮毛；气分证主里，病在胸膈、肺、胃、肠、胆等脏腑；营分证是邪入心营，病在心与心包络；血分证则热已深入肝肾，重在动血耗血。故卫气营血辨证适用于分析外感温热病的病理变化及其传变规律。

1.卫分证

卫分是指身体的浅表部分，其主要功能为抵御外邪的入侵，一般温邪疫毒首先侵犯卫分。

主症：发热，微恶风寒，咽痛，舌边尖红，脉浮数，常伴头痛、口干微渴、咳嗽、咽喉肿痛等症。

2.气分证

温邪入里化热，热壅气分，是温热病的第二阶段。

主症：发热，不恶寒，反恶热，舌红苔黄，脉数有力，常伴有心烦、口渴、尿赤等症。

3.营分证

本证可由气分传来，也可一发病即热在营分。热灼营阴，扰动心神。

主症：身热夜甚，口渴不甚，心烦不寐甚或神昏谵语，斑疹隐隐，舌质绛，脉象细数。

4.血分证

为营分证进一步发展而来，热盛迫血，内灼心神，是温热病的危重阶段。

主症：身热夜甚，昏狂谵妄，斑疹透露，色紫暗或黑，出血动风，舌质深绛或紫，脉象细数。

（三）三焦辨证

三焦辨证是将温病的证候归纳为上、中、下三焦病证，借以阐明温病由上而下传变规律的一种辨证方法。自清代吴鞠通《温病条辨》以上、中、下三焦论述温病的证治以来，三焦辨证就成为中医温病辨证不可或缺的重要方法之一。

1.上焦证

上焦证是温热之邪侵袭上焦手太阴肺经和手厥阴心包经所表现的证候。上焦病证一为顺传，病邪由上焦传入中焦；一为逆传，病邪由肺卫传入手厥阴心包，而出现邪陷心包的证候。

主症：发热，微恶风寒，咳嗽，微汗，头痛，口干，舌边尖红，脉浮数，或见但热不寒，咳喘，多汗，口渴，苔黄，脉数；甚则神昏谵语或昏聩不语，舌謇（指舌体转动迟钝）肢厥，舌质红绛。

2.中焦证

中焦证是温热之邪侵犯中焦脾胃，邪从燥化或湿化所表现的证候。脾与胃虽以表里相属，而其特性却各有不同。胃性喜润而恶燥，燥则浊气不通而郁闷，邪入中焦而燥化，则出现阳明燥热证候；脾性喜燥而恶湿，湿则脾气抑遏而运化失常，邪入中焦而从湿化，则出现太阴的湿热证候。

主症：身热气粗，腹满便秘，口渴饮冷，口干唇燥，苔黄燥裂，或神昏谵语，脉象数实；或见身热不扬，头身困重，脘腹痞闷，泛恶欲呕，便滞不爽，苔黄而腻，脉象濡数。

3.下焦证

下焦病证是指温热之邪久羁中焦，阳明燥热劫灼下焦，阴液耗损，津亦被劫，肝肾受灼致肝肾阴伤为主所表现的证候。

主症：身热颧赤，手足心热，口干咽燥，神倦，耳聋，舌绛少苔，脉虚数；或见手足蠕动，甚则角弓反张。

第三节　诊断小儿常见疾病的心得体会

在对小儿疾病的诊断上，由于儿科是"哑科"，故无论中医还是西医都不建议把问诊放在首位，但多年的临床经验告诉我们，其实问诊十分重要。为什么又这样说呢？我们这里所说的问诊，当然不是问患儿，实指问与其最亲密接触的第一看护人，如患儿的爸、妈、爷爷、奶奶、姥姥、姥爷、保姆等人。这些人由于每天与患儿亲密接触，均能较清晰地描述出患儿的病情、症状。如感冒的患儿通过对第一看护人的询问，我们可以知道患儿是否发热，流清涕还是黄脓涕，从而可初步得出是风寒还是风热感冒。咳嗽患儿是阵咳还是持续性咳嗽，有无咳痰，咳痰是痰白清稀还是痰黄黏稠，从而得出是寒咳还是热咳，是否伴喘息，又是对咳嗽的进一步推断。描述阵咳，咳嗽未有鸡啼样吸气声，则是对百日咳诊断的重要提示。呕吐、腹泻、腹胀、腹痛患儿询问发病前是否有阴冷或暑热天外出发生，是否饮食一些较冷、较硬等不宜消化的食物，则通过对诱因的询问可得出是脾胃感受寒热或伤食的初步推断。对于腹痛患儿尚需问及是否喜俯卧、喜按揉，还是腹硬、拒按而得出患儿腹痛是虚寒型还是食积型。这些症状的仔细询问均能让医者获得十分重要的诊断信息。在询问患儿腹泻情况时，通过询问发病的时间长短、粪便清稀无味、粪液墨绿还是黏秽、酸臭且同时伴腹痛、腹胀及患儿是否泻前哭闹不安，可推断出患儿腹泻是急性还是慢性，是寒湿泻还是伤食泻的初步诊断，脾肾阳虚证的腹泻患儿则有看护人"晨起泄泻较重，平日食后即泻，患儿稍因用力即有漏便发生"的描述，这些问诊都会为医者对患儿腹泻进行正确的辨证施治提供重要依据。

对于持续急性高热的患儿要在脑海中建立起对麻疹、急性化脓性扁桃体炎、急性肺炎等能引起高热的常见疾病的诊断概念。疑似麻疹的患儿要注意仔细检查口腔颊部黏膜、体表皮肤，看是否有典型出疹发生，扁桃体炎者则要注意患儿咽喉部的诊查。化脓性扁桃体炎确诊前无论以小儿推拿或中医的其他方式治疗，确诊后皆提示医者应积极转入到合理使用抗生素抗感染治疗上来，因为即便及时进行合理的抗感染治疗，患儿高热都要持续到一周以后才能随炎症的减轻而消退，这与中医治疗疗效较为和缓的特点是不相符的，所以此时若欲施以小儿推拿治疗，亦应将之放在辅佐治疗位置而以西医抗感染治疗为主。对于小儿咳喘，在利用中医理论进行辨证论治的同时，西医的肺部听诊亦是十分重要、不可或缺的一环。听诊呼吸音粗或仅为少量痰鸣音，一般说明炎症在上呼吸道或下呼吸道的气管和主支气管，病变较轻微，多数以中医小儿推拿治疗都能取得较好的疗效，但听诊双肺满布湿啰音则说明患儿肺部感染已重，此时也不适合单纯用中医小儿推拿进行治疗，因为小儿肺炎的转归甚快，稍不慎即有合并心衰而危及患儿生命的可能。对于腹泻较重患儿要注意脱水问题。如患儿嗜睡、体位被动、小便明显减少、囟门下陷是患儿重度脱水酸中毒的危症表现，在应用中医小儿推拿治疗的同时更应引起医者足够的重视，及时为患儿补液纠酸。

　　对于常见的小儿夜啼不眠，首先我们要分清啼哭的原因是否为病理性。室温的过低、过高，衣物的过紧、过薄或过厚，喂养的不当如饥饿，生物钟的失调等引起的不适都可成为小儿夜啼不眠的原因。除此之外还有一能引起小儿非病理性啼哭的原因常被家长及医者忽视。一些小儿看护人在小儿大便后肛门清理不净，常余有干结的粪粒，对小儿肛门造成刺激而引起小儿啼哭不宁，仔细检查肛门后即可发现。上述这些非病理性啼哭在去除原因后都会自然消失。如排除这些非病理性的因素后小儿仍啼哭不安，我们则需再做进一步的辨证论治。

　　总之，对小儿常见疾病进行诊断时首先应对患儿第一看护人的问诊引起足够的重视，并对问诊信息进行综合分析，再以医者丰富的临床诊疗经验为患儿做全面诊查后明确诊断，我们才能依此对患儿施以合理有效的治疗。

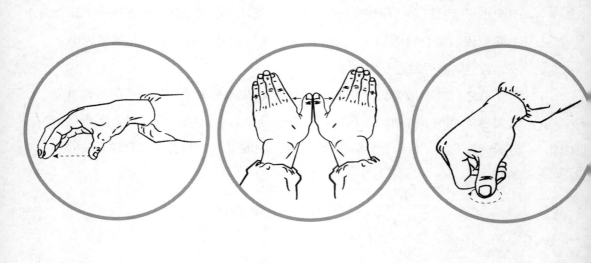

第五章

小儿常见疾病的治疗各论

第一节 感 冒

感冒俗称"伤风"，是由感受外邪而引起，临床表现为发热、恶寒、头痛、鼻塞、流涕、打喷嚏、咽痛、咳嗽等症状的一种外感疾病。一般症状较轻，预后良好。

本病西医学称急性上呼吸道感染，有流行趋势者称为流行性感冒。

病因病机

导致感冒的外邪，多为风寒、风热、暑湿。

1.外感风寒：肺主皮毛，司腠理开合，开窍于鼻，咽喉为肺胃之门户，风寒之邪从皮毛入侵，肌表受邪，腠理开合失司，而致恶寒发热；肺气失宣，诸窍不利，则鼻塞流清涕，咳嗽咽痒。

2.外感风热：风热之邪从口鼻入侵，鼻咽受病，气道不畅，故鼻塞流黄涕，咽红，咳嗽。

3.外感暑湿：暑邪必兼湿，暑在肌表，多有高热无汗；暑夹湿内阻脾胃，则见脘闷、泛恶。

4.肺脾两虚：若小儿禀赋不足、体质较弱，肺脾两虚，卫外不固，会反复发作感冒，出现时轻时重的恶寒发热、清浊涕交替、自汗盗汗等症状，称为虚证感冒。

5.时疫外感：时行感冒，邪毒较重，侵入肌表，兼犯经络，其证发热，恶寒，头身皆痛，甚则化热入里，产生变证。

小儿稚阴稚阳，神气怯弱，筋脉未盛，若高热炽盛热扰肝经，常有抽风惊厥的挟惊证候；小儿脾常不足，感受外邪之后常伴乳食停滞，出现腹胀、吐泻等挟滞证候；小儿肺脏娇嫩，感邪后易致津液凝聚，酿液为痰，痰阻肺络，出现咳嗽、痰多等挟痰证候。

诊断要点

1.以发热、恶寒、鼻流清涕、喷嚏、咽痒为主要症状，多兼咳嗽。挟滞者，可伴呕吐、腹泻、腹胀；挟惊者，可见高热惊厥；挟痰者，可见咳嗽、痰吼。

2.四季均有，常因气候骤变、寒暖失调而发病。

3.全身症状明显，且出现流行趋势者，为流行性感冒。

4.每月反复感冒二次以上者，多见于虚证感冒。

5.血常规白细胞计数正常或减少，中性粒细胞减少，淋巴细胞相对增加，单核细胞增加。

6.从呼吸道可分离出致病病毒。

鉴别诊断

本病当与肺炎咳嗽、麻疹、水痘相鉴别。

1.肺炎咳嗽：初起可见恶寒、发热、鼻塞、流涕、咽红、咳嗽等类似感冒的证候，但一般发热较高，伴气急痰喘，鼻翼扇动。两肺听诊有细湿啰音，胸部X线透视或摄片检查可见斑片状阴影。

2.麻疹、水痘：初起有发热、咳嗽等症，麻疹可见眼泪汪汪，口颊黏膜充血，有灰白色麻疹黏膜斑；水痘可见皮肤有斑疹、丘疹、疱疹。

辨证施治

治疗感冒总的原则是疏风解表。但根据感受外邪的不同，感冒的治法也不尽相同。感受风寒治以辛温，感受风热治以辛凉，感受暑湿治以清暑化湿，虚者治以扶正，挟滞、挟惊、挟痰者，兼以消滞、定惊、化痰。

风寒型感冒

【**主症**】发热恶寒，无汗或微汗，头痛，鼻塞，流清涕，口不渴，咽微红，舌苔薄白，指纹浮，色淡红，脉浮紧。

【**治则**】疏风散寒，宣肺解表。

【**处方**】清肺经 掐揉二扇门 掐揉外劳宫 分手阴阳 清天河水 重推三关 开天门 推坎宫 向后运太阳 向后运耳后高骨 拿风池 揉双侧肺俞 八字分推两侧肩胛骨缝。

风热型感冒

【主症】发热重，恶寒轻，有汗，头痛，流浊涕，咽喉肿痛，口干而渴，舌苔薄黄，指纹色紫，脉浮数。

【治则】疏风清热，透达肺卫。

【处方】清肺经 清大肠经 分手阴阳 清天河水 退六腑 开天门 推坎宫 向后运太阳 向后运耳后高骨 揉双侧肺俞 八字分推两侧肩胛骨缝。

暑湿型感冒

【主症】高热，汗出不爽，头痛，身重困倦，胸闷泛恶，或有呕吐，食欲不振，腹胀、腹痛，舌苔白腻或黄腻，脉濡数，指纹淡、紫、滞。

【治则】清暑透热，化湿理中。

【处方】清肺经 清脾、胃经 清大肠经 清肝经 逆运内八卦 水底捞明月 分手阴阳 打马过天河 退六腑 揉双侧肺俞 八字分推两侧肩胛骨缝 揉双侧脾俞 重退推脊柱 揉膻中 顺摩腹部 拿肚角 揉足三里。

此型感冒治疗中，头昏、头痛者加开天门、推坎宫、向后运太阳、向后运耳后高骨以清利头目。拿肚角的意义在于气动则湿动，辅助祛湿。

表虚复感

【主症】感冒反复发作，发热不高，鼻流清涕，轻咳，自汗，面白，恶风怕寒，肢软乏力，胃纳不香，舌淡嫩，苔薄白，脉细弱，指纹色淡。

【治则】宣降肺卫，益气固表。

【处方】清肺经 补脾经 按揉肾顶 分手阴阳 清天河水 重推三关 摩揉双侧肺俞（食、中、无名指三指并拢，以三指末节指腹摩揉。） 八字

分推两侧肩胛骨缝 揉双侧脾俞 揉足三里。

此型感冒治疗中，头目不清，倦怠嗜睡者加开天门、推坎宫、向后运太阳、向后运耳后高骨以舒展头目。

预防与调护

1.鼓励患儿多饮水，清淡饮食，忌食肥甘厚味。

2.急性高热不退体温达38.5℃以上时，应先给予患儿温湿毛巾擦拭前额、前胸、后背，擦拭双侧腋窝、双侧腹股沟等方式物理降温，或以退热药物如柴胡注射液肌注、水合氯醛灌肠等对症处理，以免引起高热惊厥，待体温相对平稳后再进行推拿治疗。推拿次数可增至每日2次。

3.勤测体温，注意观察病情变化。

4.居室清洁卫生，暖和通风，根据气温变化增减衣物，切勿过度发汗及过度散热。

5.时疫外感流行期间，为预防感冒及时为小儿注射流感疫苗。少去公共场所人口密集处，避免交叉感染。居室内以食用醋30~50ml，加水500ml熏蒸房间15~30分钟，每日一次。

第二节 发 热

发热是临床常见症状之一，见于小儿多种急慢性疾病，当小儿体温异常升高，腋下体温超过37.5℃，且一昼夜体温波动在1℃以上时，可认为是发热。

病因病机

小儿发热主要分为外感和内伤两大类。

1.外感发热：由于小儿气血未充，神气怯弱，脏腑娇嫩，不耐外邪侵袭，且寒温不能自调，六淫、疫疠之邪由皮毛、口鼻入侵，腠理闭郁正邪相争而致发热。阳盛则热，若正不胜邪，邪传入里，亦可出现化热化火。

2.内伤发热：因患儿素体阴虚，或热病伤阴，或失血过多，或过用温燥之药，致使阴血亏损，阳气相对偏亢，虚火内炽；亦可因乳食不节，食滞胃脘，脾失运化，清阳不升，浊气不降，积而化热；或因脾阳亏虚，中焦虚寒，虚阳外浮而发热；也有因气滞血瘀，瘀血久留，郁而化热。

诊断要点

1.体温异常升高到37.5℃以上，一昼夜波动超过1℃。

2.排除麻疹、流行性乙型脑炎、病毒性脑炎、脊髓灰质炎、流行性出血热等甲级传染病。

鉴别诊断

发热可见于多种急慢性疾病，临床需根据其他兼证进行鉴别。

辨证施治

外感风寒及外感风热所致的发热主症、治则及处方同风寒感冒及风热感冒。

食积型发热

【主症】入暮热甚，上腹、手足心热，腹胀，纳呆，呕吐，嗳腐吞酸，舌苔浊腻，脉滑数。

【治则】消食导滞，清泻里热。

【处方】清脾、胃经 清大肠经 清肝经 掐揉内劳宫 分手阴阳 清天河水 打马过天河 退六腑 揉双侧脾俞 清两侧膀胱经 拨两侧膀胱经3～5遍 分腹阴阳 快速顺摩腹部 自上而下提拿两侧腹直肌3～5遍。

伤暑型发热

【主症】暑季发热，壮热心烦，汗出热不减，体温随气温高低而变，口渴欲饮，心烦不宁，面赤唇红，舌红少津，脉洪或濡数。

【治则】祛暑清热，除烦养阴。

【处方】清肺经 清肝经 清心经 水底捞明月 掐揉二人上马 分手阴阳 清天河水 重退六腑 重退推脊柱 清两侧膀胱经 揉三阴交 揉涌泉。

阳明热盛型发热

【主症】大热，大汗，大渴引饮，面赤唇红，大便秘结，舌红苔黄燥，脉洪大，指纹紫黑色。

【治则】清阳明实热。

【处方】清脾、胃经 清大肠经 清肺经 分手阴阳 重清天河水（以凉水为介质） 重退六腑 重退推脊柱 揉双侧脾俞 揉双侧大肠俞 清两侧膀胱经 拨两侧膀胱经3～5遍 下推七节骨 快速顺摩腹部 自上而下提拿两侧腹直肌3～5遍。

热入营血型发热

【主症】即温病传入营分、血分阶段，以发热为主要临床症状的病证，表现为身热夜甚，斑疹隐现，或吐衄便血，神昏谵语，心烦躁动，舌质红绛、少苔，脉细数。

【治则】清营凉血，开窍宁神。

【处方】清肺经 清肝经 清心经 水底捞明月（以凉水为介质） 掐揉小天心 掐揉总筋 分手阴阳 重清天河水（以凉水为介质） 重退六腑 重退推脊柱（以凉水为介质） 清两侧膀胱经。

在此型发热治疗中，若神志昏迷者，加掐十宣或以三菱针十宣穴点刺放血、掐揉人中，以增开窍醒神之力。

阴虚型发热

【主症】下午或夜间发热，五心烦热，咽干颧红，形瘦盗汗，小便短黄，舌红少苔，脉细而数。

【治则】养阴清热。

【处方】清肺经 补脾经 补肾经 掐揉内劳宫 掐揉二人上马 分手阴阳 清天河水 揉双侧脾俞 揉双侧肾俞 揉足三里 揉三阴交 推涌泉。

预防与调护

1.勤测体温，注意观察病情变化。

2.与前述感冒发热相同，急性高热不退者应先给予患儿物理降温或退热药物肌注、灌肠等对症处理，待体温相对平稳后再行推拿治疗，并相应增加每日推拿次数。

3.高热患儿应卧床休息，每4小时测体温和脉搏各1次。

4.发热患儿应清淡饮食，多饮水，以防过多消耗津液，必要时静脉补液。

第三节　咳　嗽

咳嗽是外邪侵袭肺系，或脏腑功能失调，影响肺的宣发肃降，致使肺气不畅，痰涎内生，临床表现为上逆作咳、咯吐痰涎的一种肺系病证，是小儿临床最为常见的疾病之一。有声无痰谓之咳，有痰无声谓之嗽，有痰有声谓之咳嗽。

病因病机

1.外感咳嗽：本病多由风寒、风热之邪从皮毛或口鼻侵入，肺失宣降而上逆作咳。根据所感受致病外因的不同，临床同样有风寒或风热的不同证候之分。

2.内伤咳嗽：小儿脾胃薄弱，易为乳食、生冷、积热所伤，酿成痰浊，上贮于肺，阻塞气道，使肺气不得宣畅，故而咳嗽。久咳不愈，伤及肺气、肺津，肺失濡润，出现阴虚肺燥，故见干咳少痰。平素肾气不足，则喘促气短，咳声无力，是肾病及肺的缘故。

总之，小儿咳嗽原因虽多，但基本病机都是肺失宣降、肺气上逆。

诊断要点

1.以咳嗽气逆、咯痰为主要症状，多继发于感冒之后，常因气候变化而发作。

2.肺部听诊，两肺呼吸音粗糙，可闻及少许干啰音。

3.胸部X片，可见肺纹理增粗。

鉴别诊断

本病当与顿咳、肺炎喘咳相鉴别。

1.顿咳又称百日咳，以阵发性痉挛性咳嗽为主要症状，咳后口吐痰涎，伴鸡鸣样回声。进行性加重，入夜尤甚。

2.肺炎喘咳以发热、咳嗽、喘息为主要症状，肺部听诊为细湿啰音，胸部X线透视或摄片检查可见斑片状阴影。

辨证施治

风寒型咳嗽

【主症】初起咳嗽频作，以干咳为主，或咳吐少量稀白痰液，咳声清脆。多伴有其他风寒感冒症状。舌淡红苔薄白，脉浮紧，指纹淡红。

【治则】疏风散寒，宣肺止咳。

【处方】在风寒感冒处方基础上加：拿列缺　揉中府　揉云门　揉膻中　飞经走气3～5遍　自上而下分推胸骨两侧各肋间。

此型咳嗽治疗中拿列缺、揉中府、揉云门者旨在疏解肺经郁闭而止频咳。若发热，头痛，流涕等头面部症状不明显者开天门、推坎宫、向后运太阳、向后运耳后高骨、拿风池可不用。

风热型咳嗽

【主症】咳嗽不爽或咳声重浊，吐痰黏稠色黄，不易咳出，多伴其他风热感冒的症状。舌红，苔薄黄，脉浮数。

【治则】疏风清肺。

【处方】在风热感冒处方的基础上加：拿列缺　掐揉曲池　揉中府　揉云门　揉膻中　自上而下分推胸骨两侧各肋间　擦二肩胛间区，搓摩两侧腋下、胁肋部，擦前胸部，每部位约1分钟。

在此型咳嗽治疗中，拿列缺、掐揉曲池、揉中府、揉云门者，以泄肺热、通肺气、止频咳。同样，若发热、头痛、流涕等头面部症状不明显时开天门、推坎宫、向后运太阳、向后运耳后高骨可不用。

痰热型咳嗽

【主症】痰热型咳嗽相当于现代医学的急性重症支气管炎等肺部疾病。咳嗽痰多色黄，黏稠难咯，甚则气息粗促，喉中痰鸣，或伴发热口渴，烦躁不宁，小便短赤，大便干结，舌红，苔黄，脉滑数。

【治则】清肺化痰。

【处方】清肺经 清大肠经 掐揉内劳宫 逆运内八卦 合手阴阳 清天河水 退六腑 揉双侧肺俞 八字分推两侧肩胛骨缝 重退推脊柱 退推七节骨 揉膻中 自上而下分推胸骨两侧各肋间 重擦二肩胛间区，搓摩两侧腋下、胁肋部，擦前胸部，每部位约1分钟。

此型咳嗽的治疗旨在宽胸膈而泻痰热。

痰湿型咳嗽

【主症】痰湿型咳嗽相当于现代医学的慢性支气管炎等一些慢性肺部疾病。咳嗽痰多，痰声辘辘，色白质稀，易于咳出，胸闷食少，鼻流清涕，舌质淡红，苔白腻，指纹稍紫而滞。

【治则】燥湿化痰，宽胸理气。

【处方】清肺经 清脾经 揉板门 揉外劳宫 掐揉掌小横纹 分手阴阳 推三关 飞经走气3~5遍 揉双侧肺俞 八字分推两侧肩胛骨缝 揉膻中 自上而下分推胸骨两侧各肋间 擦二肩胛间区，搓摩两侧腋下、胁肋部，擦前胸部，每部位约1分钟。

此型咳嗽治疗中，依"脾为生痰之源，肺为贮痰之器"而清脾经，健脾助运以助化痰。

阴虚型咳嗽

【主症】干咳声重，无痰或不易咳出，手足心热，夜间咳嗽较频，声音干哑，口渴咽干唇红，舌红少苔，脉细。

【治则】开胸顺气，滋阴润燥。

【处方】清肺经 清脾经 揉板门 揉外劳宫 掐揉掌小横纹 分手阴阳 推三关 飞经走气3~5遍 揉双侧肺俞 八字分推两侧肩胛骨缝 揉膻中 自

上而下分推胸骨两侧各肋间　擦二肩胛间区，搓摩两侧腋下、胁肋部，擦前胸部，每部位约1分钟。

肺脾两虚型咳嗽

【**主症**】咳嗽反复发作，痰白清稀，面色苍白，自汗畏寒，气短懒言，语声低微，纳谷不香，舌淡嫩，边有齿痕，脉微细。

【**治则**】健脾益肺，化痰理气。

【**处方**】补肺经　补脾经　揉外劳宫　分手阴阳　推三关　飞经走气3～5遍　揉双侧肺俞　八字分推两侧肩胛骨缝　揉双侧脾俞　向上捏脊3～5遍　揉膻中　自上而下分推胸骨两侧各肋间　擦二肩胛间区，搓摩两侧腋下、胁肋部，擦前胸部，每部位约1分钟　揉足三里。

预防与调护

1.注意保暖，避免着凉后引起咳嗽加重。

2.鼓励患儿多饮水，少食生冷、过甜、过咸或油腻食品。

3.保持室内空气流通，避免吸入烟尘、油烟、煤气等刺激性气体而引发咳嗽。

4.适当进行体育锻炼，增强体质，提高抗病能力。

第四节　哮　喘

哮喘是因素体肺、脾、肾不足，痰湿内伏，遇到气候异常，或吸入花粉、灰尘，或食鱼、虾、蟹后，引动伏痰，或引发气管痉挛、狭窄，气道受阻，以阵发性的哮鸣气促、呼气延长、不能平卧为临床特征的疾病。本病多见于4~5岁以上的小儿，常有家族遗传史，春、秋多发。

本病常反复发作，迁延不愈。病程越长，对患儿机体就影响越大。若年长后仍然反复发作，可影响发育，重则难以根治而成终身疾病。本病包括西医学的哮喘性支气管炎，支气管哮喘。

病因病机

小儿哮喘的发病原因既有内因，又有外因。

1.外因：为外感六淫。内有伏痰的小儿不耐寒温骤变，风寒、风热、暑湿之邪乘虚而入肺经，引动伏痰，痰阻气道，肺失肃降，气逆痰动而为哮喘。

2.内因：为素体不足，脾、肺、肾三脏功能失调所致。肺虚不能充实腠理，而被外邪所袭；脾虚不能运化水湿，聚湿成痰；肾阳虚不能蒸化水液。总之三脏失常，均可酿湿成痰，阻塞气道。

另外，过食生冷，或过食咸、甜、酸、辣等刺激性较强的食物，或与花粉、绒毛、煤粉烟尘、鱼虾、油漆、寄生虫等致敏物质接触，也能刺激气道，影响肺的通降功能而诱发哮喘。活动过度或情绪激动，也易引起痰气交结，壅阻气道。

肺朝百脉，肺气不宣，致心血瘀阻，就可出现肢端、颜面紫绀；邪盛正衰，阳气外脱，就会出现冷汗淋漓、肢冷色绀、脉微欲绝等喘脱危候。

诊断要点

1.发作前常有喷嚏、咳嗽等先兆症状。发作时气喘息粗，哮吼痰鸣，不能平卧，烦躁不安。

2.常有诱发因素，如气候变化、受凉受热，或接触某些过敏物质。

3.多有湿疹史或家族哮喘史。

4.肺部听诊双肺满布哮鸣音，呼气延长。若哮喘继发支气管炎，可闻及粗大湿啰音。

5.血常规检查白细胞总数正常，嗜酸性粒细胞增高。若伴有肺部感染，白细胞总数及中性粒细胞可增高。

鉴别诊断

本病当与肺炎咳嗽相鉴别。

肺炎咳嗽：以发热、咳嗽、气急、鼻扇为主症，肺部听诊有细湿啰音，肺部X线检查可及斑片状阴影。

辨证施治

哮喘的治疗分发作期和缓解期。发作期以邪实为主，当豁痰解痉以治标，并分辨寒热，随证施治。缓解期以正虚为主，治以补肺固表、健脾益肾。

寒性哮喘

【主症】咳嗽喘促，喉间有痰鸣音，痰多白沫，形寒肢冷，鼻流清涕，面白或晦滞，舌淡红，苔白腻，脉浮滑，指纹浮红。

【治则】温肺散寒，化痰平喘。

【处方】清肺经 补脾经 揉板门 掐揉掌小横纹 掐揉外劳宫 分手阴阳 推三关 飞经走气3～5遍 揉双侧定喘穴 揉双侧肺俞 八字分推两侧肩胛骨缝 揉膻中 自上而下分推胸骨两侧各肋间 擦二肩胛间区，搓摩两侧腋下、胁肋部，擦前胸部，每部位约1分钟。

热性哮喘

【主症】咳嗽哮吼，痰稠黄，喉间痰鸣，气急声高，胸膈满闷，面赤身热，口渴咽红，小便短赤，大便秘结，舌红苔黄腻，脉滑数，指纹紫红。

【治则】清热化痰，降逆平喘。

【处方】清肺经　清大肠经　逆运内八卦　分手阴阳　清天河水　重退六腑　揉双侧定喘穴　揉双侧肺俞　八字分推两侧肩胛骨缝　重退推脊柱　清两侧膀胱经　揉膻中　自上而下分推胸骨两侧各肋间　重擦二肩胛间区，搓摩两侧腋下、胁肋部，擦前胸部，每部位约1分钟。

寒热错杂型哮喘

【主症】咳喘哮吼，恶寒发热，鼻塞流清涕，喷嚏，痰黏稠色黄，口渴引饮，大便干结，舌红，苔薄滑，脉滑数。

【治则】解表清里，定喘止咳。

【处方】清肺经　清大肠经　掐揉掌小横纹　掐揉外劳宫　分手阴阳　推三关、退六腑　揉双侧定喘穴　揉双侧肺俞　八字分推两侧肩胛骨缝　下推七节骨　揉膻中　自上而下分推胸骨两侧各肋间　擦二肩胛间区，搓摩两侧腋下、胁肋部，擦前胸部，每部位约1分钟。

哮喘缓解期

【主症】咳嗽气短，怕冷自汗，喉间时有痰鸣，食少便溏、易感冒，全身乏力，稍动即喘息，舌淡苔薄白，脉缓无力。

【治则】补肺固表，健脾益肾。

【处方】补肺经　补脾经　补肾经　按揉肾顶　揉外劳宫　分手阴阳　推三关、退六腑　飞经走气3～5遍　揉双侧定喘穴　揉双侧肺俞　八字分推两侧肩胛骨缝　揉双侧脾俞　揉双侧肾俞　揉膻中　自上而下分推胸骨两侧各肋间揉足三里。

预防与调护

1.哮喘发作期间尽量保持安静，减轻患儿的紧张情绪，随时注意心率变化，防止哮喘大发作。

2.避免受凉，防止感冒，及时增减衣物，避免吸入烟尘等刺激性的气体诱发哮喘。

3.平素饮食有节，不过饱，不食用过甜、过咸、生冷、肥腻、辛辣、海味等食品，以杜绝生痰之源。

4.哮喘缓解期间应适当活动，多晒太阳，呼吸新鲜空气，以增强体质。

第五节　呕　吐

呕吐是由于乳食不节、寒热犯胃、肝气犯胃、惊恐等原因致使胃失和降，胃气上逆，临床表现为胃内乳食经口吐出于外的病证。有物有声谓之呕，有物无声谓之吐，有声无物谓之哕，或谓之干呕。婴儿因哺乳量过多或过急，造成乳食从口中溢出，不属本病范畴。

呕吐发病无年龄、季节限制，但夏秋季节较多。呕吐常见于婴幼儿腹泻、肝胆疾病中，但某些脑部疾病或急腹症，其先兆症状都有呕吐发生，因此需多加注意。

病因病机

1.乳食不节：小儿脏腑娇嫩，脾胃薄弱，若乳食不节，可引起食滞中脘，损伤脾胃，致胃不受纳，脾不运化，胃气上逆作吐。

2.热蕴胃肠：若乳母喜食炙煿、辛辣之品，乳汁蕴热，儿食母乳，可致热积于胃；或较大儿童过食辛热、煎炒之品，则会热积胃中；或食积化热，积聚胃肠；或感受夏秋湿热，热蕴胃中，胃失和降，气逆上冲，食入即吐。

3.寒滞胃脘：若乳母平时喜食寒凉、生冷之品，乳汁寒薄，儿食其乳，脾胃受寒；亦可由先天禀赋不足，脾胃素虚，易受外寒；或素日体虚，又过食生冷，凝滞中脘；或风冷之邪，客于肠胃；或过服苦寒之药，损伤脾胃；或久病脾胃虚弱，中阳不振，致使脾胃失职，水谷不得运化而滞留胃中，久则胃气上逆而呕。

4.情志不畅：小儿因环境不适，或所欲不遂，或遭受打骂而情志不舒，导致肝气不畅，横逆犯胃，则成呕吐。

5.惊恐气乱：小儿神气怯弱，若骤见异物，或跌仆暴受惊恐，惊则气乱，恐则气下，致气机逆乱，胃失和降，发为呕吐。

诊断要点

1.呕吐时作，呕吐物或酸腐难闻，或清晰无味。
2.有过量饮食或感受外部寒热等病史。

鉴别诊断

本病当与肠梗阻引起的呕吐相鉴别。

肠梗阻呕吐：呕吐频繁，吐出大量胃液、胆汁、粪便样物或咖啡色混合物，同时伴有阵发性腹部绞痛，腹胀，大便不通，腹部可见肠形。

辨证施治

伤食型呕吐

【主症】呕吐酸腐，多为未消化的食物，口中酸臭，不思饮食，腹胀，大便或秘或泻，味酸腐臭秽，舌红苔黄而厚腻，指纹紫滞。

【治则】消食导滞，和胃降逆。

【处方】清脾、胃经　揉板门　清肝经　顺运内八卦　分手阴阳　打马过天河　退六腑　推天柱骨　揉双侧脾俞　清两侧膀胱经　拨两侧膀胱经3～5遍　分腹阴阳　顺摩腹部。

胃热型呕吐

【主症】食入即吐，呕吐酸臭，伴身热烦躁，口干唇红面赤，口渴喜冷饮，大便气味臭秽，小便色黄，舌红苔黄，脉象滑数，指纹紫。

【治则】清热和胃，降逆止呕。

【处方】清脾、胃经　清肝经　掐揉内劳宫　分手阴阳　清天河水　打马过天河　重退六腑　揉双侧脾俞　退推脊柱　清两侧膀胱经　拨两侧膀胱经3～5遍　向下重推三脘穴　快速顺摩腹部　自上而下提拿两侧腹直肌3～5遍。

胃寒型呕吐

【主症】进食一段时间后才吐，吐出物味不大，为未消化物或清晰黏液，无酸腐气味，伴面白神疲，四肢欠温，或腹痛隐隐，大便清稀，小便清长，舌质淡，苔薄白，脉沉迟，指纹色淡。

【治则】温中散寒，降逆止呕。

【处方】补脾经 顺运内八卦 揉外劳宫 分手阴阳 重推三关 打马过天河 推天柱骨 擦双侧脾俞、揉双侧脾俞 擦双侧肾俞、揉双侧肾俞 顺摩腹部 揉足三里。

肝气犯胃型呕吐

【主症】呕吐酸水，嗳气频频，胸胁胀痛，精神郁闷，易怒多啼，舌质红，苔薄腻，脉弦，指纹青。

【治则】疏肝理气，和胃降逆。

【处方】清脾、胃经 清肝经 顺运内八卦 分手阴阳 打马过天河30次 退六腑 揉双侧脾俞 清两侧膀胱经 拨两侧膀胱经3～5遍 搓摩两侧腋下、胁肋部 快速顺摩腹部 揉足三里。

此型呕吐治疗中，打马过天河旨在既止吐又兼泻肝胃郁热。

惊恐型呕吐

【主症】患儿跌仆惊恐之后，呕吐清涎，伴见面色忽青忽白，心神烦乱，睡卧不安，惊悸哭闹，或手足缓慢抽搐，舌质淡，苔薄白，脉弦细，指纹青紫，呈"水"字、"火"字形或"鱼骨"样。

【治则】镇惊安神，平肝止呕。

【处方】清脾、胃经 清肝经 清心经 掐揉威灵、精宁 捣小天心 分手阴阳 打马过天河 开天门 摩揉百会或热掌按百会3～5遍（热掌按各处穴位或部位的施术方法，均为双掌搓热后，右掌置于左掌上方，上下重叠，再以震颤法按之） 猿猴摘果 揉双侧脾俞 退推脊柱 清两侧膀胱经

顺摩腹部 揉足三里。

1.进食定时定量，食物清洁、新鲜。呕吐频繁者宜少量多次喂哺，以防再吐。必要时短期内禁食，改静脉供给所需能量，以求减轻胃肠负担，并使机体进行一定程度的自我修复。

2.为防呛入气管，呕吐时宜令患儿侧卧。

3.患病期间忌食辛辣、肥腻、煎炸食品。

4.哺乳时适度倾斜患儿身体，以减少吮吸、吞咽时将气体带入；哺乳不宜过急，哺乳结束后应竖抱婴儿，由下而上以空掌轻拍患儿背部3～5个回合，使吞咽时吸入的空气排出体外。

第六节　泄　泻

小儿泄泻是指由外感六淫、内伤乳食、脾胃虚弱，运化失常所致，临床表现为大便次数增多，便质稀薄，或如水样的一种病证。

病因病机

泄泻的病因为外感六淫，饮食内伤，脾胃虚弱。病机为脾胃运化失常，清浊相干，并走大肠。

1.外感六淫：冬春季节多为风寒入侵腹部，影响受纳运化，夏秋季节暑湿入侵，脾胃受邪，而致湿热下利，若热重于湿，可致暴注下迫。

2.饮食内伤：由于调护失宜，乳哺不当，饮食失节或过食生冷瓜果及不易消化食物，造成脾胃受伤，使脾不运化，胃不消磨水谷，宿食内停，清浊不分，并走大肠而成泻。

3.脾胃虚弱：因先天禀赋不足、脏气本亏，或因后天调护失宜、损伤脾胃，都能导致脾胃虚弱。脾胃虚弱引起的腹泻常会反复发作，病程迁延不愈，甚则脾虚及肾，产生危重变证。

泄泻轻症预后良好。若起病急骤，泻下过度，引起气阴两伤，甚则阴竭阳脱，可见小便短少，体温升高，烦渴神萎，皮肤干燥，囟门凹陷，目眶下陷，啼哭无泪，口唇樱红，呼吸深长及腹胀等症。久泻迁延不愈者，则易转为疳证或慢惊风。

诊断要点

1.大便次数增多，质稀，可有奶瓣、泡沫、黏液等成分，重症有脱水及酸中毒危候。

2.有乳食不节、饮食不洁或感受时邪病史。

3.大便镜检可有脂肪球或少量红细胞、白细胞；大便病原体检查可有致病性大肠杆菌生长，或分离出轮状病毒等病原微生物。

鉴别诊断

本病当与痢疾鉴别。

痢疾：初起大便稀，便次增多，腹痛明显，里急后重，大便有黏冻，脓血。大便培养有痢疾杆菌生长。

辨证施治

泄泻的实证以祛邪为主，治以消食导滞、祛风散寒、清热化湿。虚证以扶正为主，治以健脾益气、健脾温肾；虚中夹实，宜消补兼施；伤阴、伤阳者，宜滋阴温阳。

伤食型泄泻

【主症】大便夹有奶瓣或食物残渣，气味酸臭，便前腹痛哭闹，不思饮食，腹痛拒按，嗳气吞酸，或伴呕吐，夜寐欠安，舌淡红，苔厚腻或黄垢，指纹色淡紫滞。

【治则】消食导滞，行气运脾。

【处方】清脾经　清肝经　顺运内八卦　分手阴阳　打马过天河　揉双侧脾俞　上推七节骨200次　下推三脘穴50～100次。

风寒型泄泻

【主症】大便清稀，色淡多沫，或如蛋花汤样，气味不大，伴肠鸣腹胀，或恶风寒，鼻流清涕，咳嗽咽痒，口不渴，舌淡，苔薄白，指纹色淡，稍浮。

【治则】疏风散寒，化湿止泻。

【处方】补脾经　清肺经　掐揉外劳宫　分手阴阳　推三关　揉龟尾　上推七节骨　老虎爬山3～5遍　逆摩腹部。

湿热型泄泻

【主症】大便色黄，泻下急迫，气味秽臭量多，日行十余次，食少纳差，口渴引饮，烦躁，或伴呕恶，发热或不发热，小便短黄，苔黄腻，指纹色紫。

【治则】清热利湿，安肠止泻。

【处方】清脾、胃经　清大肠经　清肝经　清小肠经　掐揉内劳宫　分手阴阳　退六腑　打马过天河　揉双侧脾俞　揉双侧大肠俞　下推七节骨　揉天枢　揉上巨虚。

此型泄泻治疗中，揉上巨虚理脾和胃，疏经调气，配合揉天枢行大肠气血。

约2～3天后小儿湿热症状消失，改为补法。

脾虚型泄泻

【主症】大便稀溏，色淡不臭，夹有多量奶瓣或未消化食物残渣，多于食后作泻，时轻时重，面色萎黄，形体消瘦，神疲倦怠，舌淡红，边有齿印，苔白，指纹色淡红。

【治则】健脾益气，化湿止泻。

【处方】重补脾经　运水入土　揉外劳宫　分手阴阳　推三关　揉龟尾　上推七节骨　老虎爬山3～5遍　逆摩腹部　热掌按神阙3～5遍。

脾肾阳虚型泄泻

【主症】久泻不愈，大便清稀，或完谷不化，味腥色绿，每于晨起泻，或伴脱肛，矢气或小便时常有少量粪水排出。形寒肢冷，面白无华，精神萎靡，睡时露睛，舌淡苔白，脉沉细，指纹色淡。

【治则】健脾温肾，固涩止泻。

【处方】补脾经　补大肠经　运水入土　补肾经　揉外劳宫　分手阴阳　推

三关　摩揉百会或热掌按百会3～5遍　擦双侧脾俞、揉双侧脾俞　擦双侧肾俞、揉双侧肾俞　揉龟尾　上推七节骨　向上捏脊3～5遍　自下而上热掌按七节骨及七节骨两侧膀胱经每部位各3～5遍　逆摩腹部　热掌按神阙3～5遍。

气阴两伤型腹泻

【主症】泻下无度，神萎不振，四肢乏力，眼眶、囟门凹陷，甚则腹凹如舟，皮肤干燥，形体消瘦，心烦不宁，啼哭无泪，口渴引饮，小便短赤，甚则无尿，唇红而干，舌红少津，苔少或光剥，脉细数，指纹细紫。

【治则】益气养阴。

【处方】补脾经　补大肠经　补肾经　掐揉内劳宫　掐揉二人上马　分手阴阳　揉双侧脾俞　揉双侧肾俞　揉龟尾　上推七节骨　向上捏脊3～5遍　逆摩腹部　逆摩丹田　热掌按神阙3～5遍　揉三阴交。

此型腹泻已属危症，其与现代医学因腹泻所致的重度脱水酸中毒相符，首先对患儿进行现代医学静脉补液治疗以挽危局，病情稳定后可进行推拿治疗。

预防与调护

1.适度控制饮食，减轻胃肠负担，吐泻严重者可禁食8～12小时，以后可根据病情好转情况逐渐增加饮食量。

2.随时注意观察病情变化，及时用药，防止津液过度脱失。行口服补液时宜少糖多盐，以免造成肠液高渗而使腹泻加重。

3.注意前后二阴的清洁卫生，大便后温开水清洗。肛周潮红、破溃者

100ml炉甘石混合液内加庆大霉素注射液（20mg/ml/支）2支摇匀，消毒棉签蘸后涂抹。

4.饮食宜清淡且富有营养，可给易消化的流质及半流质饮食，婴儿鼓励母乳喂养。

5.注意气候变化，适当增减衣物，避免过热过寒。居室保持清洁卫生，空气流通。

第七节　痢　疾

痢疾是由于恣食生冷，或杂进不洁之物，或外感暑湿疫疠之邪，致脾胃受伤，运化无权，时邪挟湿，下注于肠，酝酿成痢，临床以发热、腹痛、里急后重、大便脓血为主要症状的一种病证。寒湿之邪，伤及气分的，则为寒湿白痢；湿热之邪，伤及血分的，则为湿热赤痢；若感受时邪疫毒，则发病急剧，突发高热，神昏惊厥，则为疫毒痢；若疫疠热毒熏蒸，致使胃气上逆的，则成噤口痢。

病因病机

痢疾多因外感时邪疫毒之气，内伤饮食不节等，导致邪蕴肠腑，气血凝滞，肠道传导失司，脂膜血络受伤而下痢赤白脓血。其发生与人体正气强弱密切相关。

1.感受时邪　本病多由感受暑湿时令之邪而发病，故常发于夏秋季节。

若感受疫毒之邪，内侵胃肠，熏灼肠道，则形成疫毒痢；若感受时令之邪，酿生湿热，湿热郁蒸，阻滞气血，互为搏结，化为脓血，则为湿热痢；若时邪寒湿侵于肠胃，寒湿相兼，可致气滞血瘀，肠液凝滞，与肠中秽浊之物相结，亦可下泻为痢。

2.饮食内伤包括饮食不节或不洁。平素嗜食肥甘厚味，内蕴湿热，阻滞大肠气机，气血凝滞，化为脓血，则成湿热痢。恣食生冷，伤及脾胃，致中阳不足，脾虚不运，水湿内停，湿从寒化，寒湿内蕴，壅塞肠中，腑气受阻，气血与肠中秽浊之物相搏结，化为脓血则为寒湿痢。正如《明医指掌·痢疾》所云："盖平素饮食不洁节，将息失宜，油腻生冷，恣供口腹……以致气血俱伤，饮食停积，湿热熏蒸，化为秽浊……脏不受病而病其腑，故大肠受之。"

3.休息痢及虚寒痢者常见于久痢虚证患儿。

休息痢者痢疾反复发作，间歇期可如常人，常伴气血亏虚表现。下痢日久，正虚邪恋，寒热夹杂，胃肠传导失司，故缠绵难愈，时发时止；脾胃虚弱，中阳健运失常，故纳减嗜卧，倦息畏寒；湿热留恋不去，病根未除，故可因感受外邪或饮食不当而诱发，发则腹痛里急后重，大便夹黏液或见赤色；苔腻不滑，脉濡软虚弱，乃湿热未尽正气虚弱之征。

虚寒痢者久痢脾虚中寒，寒湿留滞肠中，故下痢稀薄带有白冻；寒盛正虚，肠中失却温养，故腹隐痛；胃气虚弱，脾阳不振，故食少神疲，四肢不温；脾胃虚寒，则化源不足，肠中久痢，则精微外流，因而导致肾阳亦虚，关门不固，故滑脱不禁；舌淡苔白，脉沉细弱，皆为虚寒表现。

4.噤口痢者因湿热、疫毒蕴结肠中，上攻于胃，胃失和降，或脾胃素虚或久痢导致胃虚气逆，气血俱伤，故见下痢不能进食，或呕不能食，或呕逆频频，或食入即吐也。

诊断要点

1.症状：腹痛、里急后重、便次增多、下利赤白脓血便为痢疾主要特征。急性痢疾起病急骤，畏寒发热，常流行于夏秋之交。发病前有不洁饮食史，或与疫痢病人接触史。初期有食欲减退、恶心呕吐之表现，继而腹痛，痛而欲便，便后不爽，腹泻开始有稀溏粪便，而后即见排出物呈白色胶冻状，随后为赤红色胶冻样物。每日大便次数10～20次不等，甚至数十次，里急后重感显著，病程一般在两周左右。慢性痢疾则反复发作，迁延难愈。

2.检查：查体可见左下腹压痛。实验室大便常规检查可见白细胞每高倍视野为15个以上，可见红细胞，大便细菌培养阳性。阿米巴痢疾者大便镜检可见阿米巴滋养体。

鉴别诊断

本病当与泄泻进行鉴别诊断。

痢疾和泄泻均多发于夏秋季节，皆由外感时邪、内伤饮食而发病，症状都有大便次数增多。在症状上，痢疾大便次数虽多而量少，排出赤白脓血便，里急后重感明显，便而不爽，甚则滞涩难下。而泄泻大便溏薄，泻而不爽，或粪便清稀如水，或完谷不化，甚则滑脱不禁，而无赤白脓血便，亦无里急后重感。在病机上，痢疾为湿热、邪毒、饮食壅滞于肠中与气血相搏结，病位在肠，下焦主之，热多于寒；泄泻多为湿邪内停，脾虚湿盛，运化失司，湿浊内生，混杂合物而下，病在中焦，寒多于热，病机关键在于胃肠功能失调。实验室粪常规检查，痢疾可见多量白细胞、红细胞，泄泻则多为黏液便。

痢疾和泄泻又可相互转化，先泻后痢者病情加重，病机由浅入深；先痢后泻者为病情减轻，病机由深出浅。所谓"先滞后利者易治，先利后滞者难治"也。

辨证施治

痢疾可分为实证、虚证、热证、寒证，又有在气分、在血分之别，可相互转化或相兼存在。伤于气分则多白痢，伤于血分则多赤痢；气血俱伤则为赤白痢。凡起病较急、里急后重较重、脓血便明显、舌苔黄腻、脉滑实者，多为实证、热证；相反，病程较久、腹痛隐隐、里急后重感较轻、脓血便不明显，或兼肛门坠胀，滑脱不禁者，则多为虚证、寒证。初痢多为实证，久痢多为虚证。初痢者以湿热、寒湿、疫毒诸痢居多，久痢者常见于休息痢、阴虚痢、虚寒诸痢。休息痢，发作时以邪实为主，休止时以正虚为主。在痢疾病情的预后转归上，需注意观察其邪毒炽盛情况，胃气有无衰败，阴精是否枯竭，阳气虚脱与否。一般来说，能食者病多轻浅，不能食者则病情危重。噤口痢者下痢赤白，饮食不进，进则恶心呕吐，即属痢疾危象，其由邪热、疫毒上攻者属实，由脾胃素虚或痢久伤正者属虚。

疫毒型痢疾

【主症】壮热口渴，头痛烦躁，腹痛，下痢脓血，里急后重，甚则昏迷。舌质红绛，苔黄。

【治则】清热凉血，解毒清肠。

【处方】掐揉合谷　天门入虎口　清脾、胃经　清大肠经　　清肝经　清心经　水底捞明月（凉水为介质）　分手阴阳　清天河水　重退六腑　掐揉曲池　重退推脊柱（凉水为介质）　揉双侧脾俞　揉双侧大肠俞　揉天枢　提拿肚角　顺摩中脘　揉足三里　揉上巨虚。

此型痢疾的治疗中，揉天枢配合揉上巨虚者行大肠气血，治里急后重。已发生昏迷者应以急救为先，掐揉人中，掐揉合谷，掐十宣等交替操作直至患儿清醒再进行下一步治疗。

湿热型痢疾

【主症】腹部疼痛，里急后重，下痢脓血，发热口渴，不欲饮，小便短赤，纳呆。舌质红，苔黄腻。

【治则】清热、化湿、解毒，调气行血。

【处方】掐揉合谷　天门入虎口　清脾、胃经　清大肠经　　清肝经　清心经　水底捞明月（凉水为介质）　分手阴阳　清天河水　重退六腑　掐揉曲池　重退推脊柱（凉水为介质）　揉双侧脾俞　揉双侧大肠俞　揉天枢　提拿肚角　顺摩中脘　揉足三里　揉上巨虚。

治疗此型痢疾，重清肝经以平肝胆之火，除大肠之热。顺摩中脘以和胃气而化湿降浊。

寒湿型痢疾

【主症】下痢黏滞白冻，畏寒喜暖，四肢欠温，腹痛肠鸣，肢体酸痛，食少神疲，舌质淡，苔薄白。

【治则】温中燥湿，调气和血。

【处方】天门入虎口 揉外劳宫 分手阴阳 推三关 揉双侧脾俞 揉双侧大肠俞 揉龟尾 分腹阴阳 揉天枢 提拿肚角 顺摩中脘 揉足三里。

休息痢

【主症】下痢时发时止，日久不愈，发作时便下脓血，里急后重，腹部疼痛，饮食减少，倦怠畏寒，舌质淡，苔腻。

【治则】温中清肠，调气化滞。

【处方】掐揉合谷 天门入虎口 清脾、胃经 清大肠经 揉外劳宫 分手阴阳 推三关、退六腑 揉双侧脾俞 揉双侧大肠俞 揉龟尾 分腹阴阳 揉天枢 提拿肚角 顺摩中脘 揉足三里 揉上巨虚。

虚寒型痢疾

【主症】久痢不愈，腹部隐痛，口淡不渴，食少神疲，畏寒肢冷，舌质淡，苔薄白。

【治则】温补脾肾，收涩固脱。

【处方】掐揉合谷 天门入虎口 清脾、胃经 清大肠经 揉外劳宫 分手阴阳 推三关、退六腑 揉双侧脾俞 揉双侧大肠俞 揉龟尾 分腹阴阳 揉天枢 提拿肚角 顺摩中脘 揉足三里 揉上巨虚。

噤口型痢疾

【主症】下痢赤白，里急后重，身热，腹痛隐隐，饮食不进，进食则恶心呕吐，唯喜冷饮。舌质淡，苔黄腻。

【治则】泻火、解毒、降逆、和胃、益气、养阴。

【处方】掐揉合谷　天门入虎口　清脾、胃经　清大肠经　　掐揉内劳宫　补肾经　掐揉二人上马　分手阴阳　打马过天河　重退六腑　掐揉曲池　揉双侧脾俞、双侧肾俞、双侧大肠俞　掌擦腰骶部以透热为度　分腹阴阳　下推三脘穴　揉天枢　提拿肚角　顺、逆摩揉腹部各200次　揉足三里　揉上巨虚　提拿后承山。

在此型痢疾治疗中，提拿后承山旨在凉血和肠。

※合谷、天枢、上巨虚为治疗各型痢疾之三要穴，三穴能通调大肠腑气，使气调而湿化滞行。

预防与调护

1.由于痢疾是急性感染性疾病，故需对患儿实施隔离至大便正常后1周。对于病儿的碗、杯、筷等用具要进行消毒，衣服和被褥要勤洗勤晒。

2.病室内要保持安静、干爽，以给病儿提供良好的休息条件。

3.要给病儿多喝水，最好是糖盐水、果汁等。对呕吐、腹泻严重的病儿应及时进行静脉补液。

4.及时补充营养和维生素，避免给予冷食、冷饮等，以免加剧胃肠蠕动。

5.应密切观察小儿的病情，如突然出现烦躁不安，四肢发凉时，要及时到医院就诊。

第八节　厌　食

厌食是由喂养不当，饮食失节，脾胃运化功能失常所引起，临床表现为长期见食不贪、厌恶进食的病证。本病是小儿常见的脾胃病证，各个年龄都可发生，以1~6岁为多见。患儿除食欲不振外其他症状不明显，预后良好。但病程长者，可造成气血化生不足，抵抗力差，易患他病。

本证不包括因外感时邪及某些慢性疾病而出现的食欲不振。

病因病机

本病主要病因为喂养不当、久病体虚及先天不足，其病机为脾胃运化失健。

1.喂养不当：是小儿厌食的主要原因。如进食无定时、无定量，偏食，过食生冷、甘甜之物，吃零食及饮料，或给予高营养滋补食品，影响了脾胃正常运化功能，损伤脾胃之气，而致不思进食，甚至拒食。

2.久病体虚：病后元气不足，津液耗伤，脾胃气阴两虚，受纳运化能力下降，而致厌恶进食。

3.先天不足：先天胎禀怯弱，元气不足，五脏皆虚，脾胃尤显薄弱，出生之后即食欲不振，不思乳食。

4.情志不畅：因受精神刺激而心情不畅，或环境突然改变等因素，也能引起厌食。

虽然病因不同，但病位主要在脾胃。本病初发时多见脾运不健的症候，厌食日久损及阴阳，则表现为水谷精微摄取不足，无以化生气血，可导致全身消瘦，转为疳证。

诊断要点

1.长期见食不贪而无其他症状。

2.面色少华，形体偏瘦，但精神尚好，活动如常，无其他阳性体征。

3.有喂养不当史，或久病体虚，或胎禀不足。

4.排除其他慢性疾病和外感病。

鉴别诊断

本病当与疳证相鉴别。

疳证：是因脾胃损伤，气血不足导致多脏器功能失调的病证。临床以明显的形体消瘦，面黄发枯，肚腹膨胀，伴精神萎靡或烦躁为特征。

各型厌食的辨证施治

治疗厌食以调理脾胃为基本原则，根据临床表现的不同，分别予以和胃运脾、健脾益气、滋养胃阴的相关治疗。

脾失健运型厌食

【主症】食欲不振，甚则厌恶进食，食少而无味，多食或强迫进食可见脘腹饱满。形体略瘦，面色少华，精神良好，苔薄白微腻，指纹色淡。

【治则】和胃运脾。

【处方】掐揉合谷　天门入虎口　清脾、胃经　清大肠经　掐揉内劳宫　补肾经　掐揉二人上马　分手阴阳　打马过天河　重退六腑　掐揉曲池　揉双侧脾俞、双侧肾俞、双侧大肠俞　掌擦腰骶部以透热为度　分腹阴阳　下推三脘穴　揉天枢　提拿肚角　顺、逆摩揉腹部各200次　揉足三里　揉上巨虚　提拿后承山。

脾胃气虚型厌食

【主症】少食懒言，面色萎黄，精神萎靡，大便溏薄，或夹不消化食物残渣，舌淡，苔薄，指纹色淡不显。

【治则】健脾益气。

【处方】补脾经　补大肠经　补肾经　推四横纹　揉外劳宫　分手阴阳　推三关　揉双侧脾俞　揉双侧肾俞　向上捏脊3～5遍　上推七节骨　逆摩腹部　揉足三里。

治疗脾胃气虚型厌食时，补肾经、揉肾俞意在补肾气以助脾运化。

脾胃阴虚型厌食

【主症】口舌干燥，不思饮食，或食少饮多，面干色黄，皮肤失润，大便偏干，小便黄赤，舌红少津，苔少或花剥，脉细数，指纹细紫而滞。

【治则】滋脾养胃。

【处方】补脾经 补肾经 掐揉二人上马 分手阴阳 揉双侧脾俞 揉双侧肾俞 下推七节骨 顺摩腹部 拿肚角 揉足三里。

此型厌食治疗中，摩腹、拿肚角、下推七节骨对大便干燥者有通腑泻浊之功用。

※小儿厌食的中药验方治疗：黄芪10g 党参10g 白术6g 黄连4g 陈皮6g 半夏6g 内金6g 焦三仙（山楂、神曲、麦芽）各6g 用法：6付，水煎服，每付煎两次，将两次煎好的药液混合，每日分三次服用。

预防与调护

1.纠正患儿不良饮食习惯，少食肥甘厚腻之品。按儿童年龄大小给予营养丰富、品种多样容易消化的食物。

2.调节小儿情绪，使其在愉快良好的氛围中进食，切忌强迫进食。

3.对顽固性厌食患儿，遵循"胃以喜为补的"原则，即首先从患儿喜爱而又对身体无害的食物来诱导开胃，待食欲增进后再按需要补充其他食物，可使某些患儿的食欲得到改善。

第九节　疳　证

疳证是指由于营养不当或多种疾病影响，导致脾胃功能受损、气液耗伤而形成的慢性病证，临床表现为饮食异常，形体消瘦，面黄发枯，精神萎靡或烦躁。本病常见于5岁以下小儿，起病缓慢，病程缠绵，迁延难愈，影响小儿生长发育，严重者还可导致多脏器功能衰竭，危及患儿生命。

本证相当于现代医学的小儿重度营养不良及多种维生素缺乏症，以及由此而引起的合并症。

病因病机

"疳"有两层含义：其一，"疳者甘也"，是指小儿恣食肥甘厚腻，损伤脾胃，形成疳证；其二，"疳者干也"，是指气液干涸，形体羸瘦（羸瘦指骨瘦如柴样）。前者言其病因，后者述其病机和症状。

1.喂养不当：过食肥甘厚腻，生冷坚硬，而致食积内停，积久成疳。或因小儿生后缺乳，过早断乳，或哺乳期间未能及时增加辅食，以及因兔唇、腭裂诸先天缺陷而吮乳困难，使乳食摄取不足，脾胃生化乏源，无以化生气血，形体失养，日久成疳。

2.长期患病：如反复感染、呕吐、泻痢、时行热病、结核病、寄生虫等，致使脾胃虚弱，气血化生不足，又加阴液耗伤，虚火内炽，久而成疳。

3.先天不足：早产、双胎、孕期药物损伤胎儿，致使胎儿发育不良，出生后脾胃不健，水谷精微摄取不足，形成疳证。

疳证初起，仅由喂养不当引起脾胃运化不健，称疳气；继而脾胃虚弱，兼有虫积食滞，元气受伤，虚中夹实，称疳积；若脾胃气阴具损，元气衰竭，出现干枯羸瘦的症候，称为干疳。疳证病变部位主要在脾胃，又不全局限于脾胃。脾虚则肝旺，肝阴不足肝火上炎可见眼疳；脾病及心，心火循经上炎则为口疳；脾虚内湿自生，脾为湿困，泛溢肌肤，产生疳肿胀；脾虚气不摄血，皮肤可见紫斑瘀点，甚则脾虚及肾，元气衰竭，可导致阴阳离决的危候。

诊断要点

1.有喂养不当，或病后失调及早产儿病史。

2.长期饮食异常，大便干稀不调，肚腹膨胀，兼有精神不振或烦躁易怒，或挤眉揉眼、吮指磨牙等症。

3.体重低于正常15%～40%，面色不华，毛发稀疏枯黄。严重者形体干枯羸瘦，体重可低于正常40%以上。

鉴别诊断

本病当与厌食相鉴别。

厌食：多由于喂养不当，脾胃运化功能失调所致，主要症状为长时期食欲不振，无明显消瘦，精神状态良好，一般病在脾胃，不涉及他脏，预后良好。

辨证施治

根据脾运失健、脾虚夹积、脾胃气阴俱伤的不同阶段，采取疳气以和为主，疳积以消为主，或消补兼施，干疳则以补为主的治疗方法。总以顾护脾胃为本。

脾失健运型疳证（疳气）

【主症】形体消瘦，面色萎黄少华，毛发稀疏，食欲不振，或能食善饥，精神欠佳，易发脾气，大便或溏或秘，舌淡，苔薄白或微黄，脉细，指纹色淡。

【治则】和胃运脾。

【处方】清补脾经　揉板门　清肝经　顺运内八卦　推四横纹　掐揉精宁　分手阴阳　推三关、退六腑　揉双侧脾俞　清两侧膀胱经　分腹阴阳　快速顺摩腹部　自上而下提拿两侧腹直肌3～5遍　揉足三里。

脾虚夹积型疳证（疳积）

【主症】形体明显消瘦，面色萎黄无华，毛发稀疏如穗，肚腹胀满，

173

甚则青筋暴露，精神不振或烦躁易激动，睡眠不宁，或伴动作异常，食欲不振，或多食多便，舌淡，苔薄腻，脉细数，指纹色淡青而滞。

【治则】消积理脾。

【处方】清脾、胃经　揉板门　清补大肠经（多食多便者清脾、胃经，清补大肠经改为补法）　清肝经　清心经　顺运内八卦　推四横纹　掐揉四缝　分手阴阳　揉双侧脾俞　清两侧膀胱经　拨两侧膀胱经3～5遍　向上捏脊3～5遍　分腹阴阳　快速顺摩腹部　自上而下提拿两侧腹直肌3～5遍　揉足三里。

对此型疳证的治疗，推四横纹、掐揉四缝，主治脾虚腹胀、纳差。

脾胃气阴俱伤型疳证（干疳）

【主症】形体极度消瘦，面呈老人貌，皮肤干瘪起皱，精神萎靡，啼哭无力，毛发干枯，腹凹如舟，不思饮食，大便溏或清稀，时有低热，口唇干燥，舌红嫩，苔少脉沉细，指纹色淡不显。

【治则】补益气血。

【处方】补脾经　补肾经　掐揉内劳宫　顺运内八卦　掐揉二人上马　重掐四缝（每隔3日一次）于穴位处点刺放血　分手阴阳　推三关　清天河水　揉双侧脾俞　揉双侧肾俞　向上捏脊3～5遍　逆摩腹部　揉足三里　揉涌泉。

此型疳证治疗中，运内八卦、揉脾俞、揉足三里以健脾助运，化生气血。

疳证的兼证

1.眼疳：夜盲，眼中干涩，畏光羞明，黑睛混浊，白翳遮睛。治疗以养肝明目，在辨证取穴的基础上再加以平肝经、揉睛明、揉攒竹（眉毛内侧眉头陷中，眶上切迹处）、揉承泣（瞳孔直下方，眼球与下眼眶边缘之间）、揉四白、揉太阳。

2.口疮：口舌生疮，口腔糜烂，秽臭难闻，面赤唇红，烦躁哭闹，惊悸不安，舌红，苔薄黄，指纹细，色紫。治以清心泻火，在辨证取穴的基础上再加清心经、掐揉内劳宫、清天河水、清小肠经、清胃经。

对于小儿疳证，除中医辨证外，应积极从现代医学角度寻找引起疾病的原因，如小儿面白，嗜睡，食欲差，乏力，一般考虑缺铁性贫血可能；面色发黄，体态虚胖，反应迟钝，四肢颤动，即黄、胖、傻、颤一般考虑为叶酸——B_{12}缺乏性贫血。待病因明确后，在进行小儿推拿治疗的同时，应积极采取与其相对应的其他治疗措施，如此配合才会取得较快而满意的疗效。

预防与调护

1.母乳是婴儿最适宜的食品，应尽可能地给予小儿母乳喂养。若母乳缺少，最好用牛乳替代。因为牛乳营养成分与人乳最为接近。

2.小儿喂养应定时、定量、定质，并及时添加辅食，添加辅食要掌握先湿后干，先素后荤，先少后多的原则，合理喂养。

3.及时治疗小儿积滞、腹泻等消化道疾病，以免转化为疳病。

4.经常带小儿到户外活动，呼吸新鲜空气，多晒阳光，增强体质。

5.平素注意观察小儿的生长发育情况，如发现小儿体重不增或减轻，脂肪减少，应立即引起注意，查明原因，积极治疗。

6.患儿治疗期间定时测量并记录体重和身长，以检验治疗效果。

第十节　便　秘

便秘是由于大肠传导功能失常，粪便在肠腔内停留时间过久，内含水分过分吸收，而致大便秘结不通，排而不爽，或排便时间间隔过长不能按时排便的一种病证。本病是儿科临床常见的一个证候，可单独出现，有时也可继发于其他疾病的过程当中。临床可分为实秘和虚秘两大类。

单独出现的便秘有两种情况：一为习惯性便秘，与体质素禀有关，如阴虚体质多由血燥，阳虚体质多因气虚；二是一时性便秘，其原因与饮食起居失调有关，如饮食内伤，过食辛辣，每致肠间津枯而大便不行，或生活不规律，未养成按时排便的习惯。

病因病机

1.实秘：饮食不调，过食辛辣厚味，以致肠道积热，气滞不行，或于热病后攻伐太过，耗伤津液，或余邪留恋于内，导致肠道燥热，津液失于输布而不能下润，致使肠道干涩，传导失常，故大便干结难出。

2.虚秘：禀赋不足，或后天失调，或久病脾虚，运化无力，气血生化乏源，引起气血亏虚。气虚则真阳亏，温煦无权，致阴邪凝滞，阳气不运，则大便传导不力而艰涩难下；血虚则真阴亏虚，津液少而不能滋润大肠，致使大便排出困难。

诊断要点

大便干结或黏腻，排出不爽或困难，甚至数日排便一次。

鉴别诊断

本病当与肛裂、肛管闭锁、先天性巨结肠相鉴别。

1.肛裂：排便时或排便后肛门剧烈疼痛、便秘、出血，局部仔细检查肛门后可见。

2.肛管闭锁：新生儿出生后无胎粪排出，腹膨胀，呕吐，检查肛门即可证实。

3.先天性巨结肠：出生后排便延迟，有时数日无排便，常伴呕吐发生，日久则出现顽固性便秘和逐渐加重的腹部膨胀。必要时进行钡剂灌肠后X线造影检查，可明确部位和范围。

辨证施治

本病应以通调大肠为总的治疗原则。

实秘型便秘

【主症】大便干结，噫气频作，身热口臭，易怒目赤，纳食减少，腹部胀满，小便短赤，苔黄腻或黄燥，脉弦滑，指纹色紫。

【治则】清热、润肠、通便。

【处方】清脾、胃经　运土入水　清大肠经　清肝经　掐揉内劳宫　掐揉膊阳池　分手阴阳　重退六腑　苍龙摆尾　揉双侧脾俞　揉双侧大肠俞　清两侧膀胱经　重拨两侧膀胱经3～5遍　下推七节骨　揉天枢　快速顺摩腹部　自上而下提拿两侧腹直肌3～5遍　揉足三里。

虚秘型便秘

【主症】排便时间间隔长，便秘不畅，大便干，小便短黄，面色无华，心悸气短，头晕目眩，口唇色淡，舌红少苔，脉细无力；或大便粪质不硬，但临厕则努挣难下，面唇㿠白，爪甲无华，形瘦气怯，腹中冷痛，喜热恶寒，四肢不温，小便清长，舌质淡，苔薄，脉细软，指纹色淡。

【治则】益气养血，润肠通便。

【处方】

1.排便时间间隔长，便秘不畅，大便干，小便短黄，舌红少苔者：清脾、胃经　清大肠经　清肝经　补肾经　掐揉二人上马　掐揉膊阳池　分手阴阳　揉双侧脾俞　揉双侧肾俞　揉双侧大肠俞　下推七节骨　顺摩腹部　揉足三里。

2.大便粪质不硬，但临厕则努挣难下，腹中冷痛，四肢不温者：清大肠经 清肝经 补脾经 补肾经 揉外劳宫 掐揉一窝风 分手阴阳 推三关 揉双侧脾俞 揉双侧肾俞 揉双侧大肠俞 向上捏脊3～5遍 顺摩腹部 揉足三里。

预防与调护

1.饮食中增加粗膳食纤维含量，日常可多食水果（如苹果、香蕉、枣、无花果等）、蔬菜（如黄瓜等）、未经处理的谷糠、整粒稻谷和豆类（如芸豆和蚕豆）。

2.经常饮热水，每日6～8杯水为宜。

3.多进行体育锻炼，以增强腹部肌肉和盆部肌肉力量。

4.每天按时坐盆排便，养成良好的排便习惯。

5.学龄儿童要养成良好的生活习惯，精神上避免持续高度紧张，因学习紧张、睡眠不足均能引起便秘。

6.避免长期使用可引起便秘的药物，如葡萄糖酸钙、碳酸钙及氢氧化铝等。

7.尽量避免使用峻下药物，若经常使用会引起便秘或加重便秘。

第十一节　腹　痛

腹痛是指因感受寒邪、乳食积滞、脾胃虚寒、蛔虫感染等造成的胃脘以下耻骨联合以上部位发生疼痛的病证。本节所论及的为儿科无急性阑尾炎、肠套叠、肠扭转、急性坏死性肠炎等急腹症指征的功能性腹痛。

病因病机

1.感受寒邪：护理不当，或气候突然变化，小儿腹部被风寒冷气所侵，寒邪搏结于肠胃之间，阻遏中阳，气机凝涩不畅，经络受阻不通，气血凝滞不行而发生疼痛。

2.乳食积滞：乳食不节，暴饮暴食，或恣食生冷，致使脾胃受伤，运化失司，乳食停滞于中焦，气机受阻而致腹痛。

3.蛔虫感染：感染蛔虫，扰动肠中，或窜走胆道，或虫多而扭结成团，阻止气机而致气滞作痛。

4.脾胃虚寒：平素脾胃虚弱，或久病脾虚，致脾阳不振，中阳不足，运化失司，寒湿滞留，气血不足以温养，而致腹痛隐作，缠绵不休。

诊断要点

1.胃脘以下，脐周及耻骨联合以上疼痛，呈阵发性或持续性，起病急骤或较缓慢，疼痛范围不固定，患儿哭闹或神情异常，疼痛停止后活动如常，多数较大患儿不能正确地描述疼痛的性质、部位、时间。

2.腹软，多喜按，多无包块，无腹膜刺激征，肠鸣音正常或亢进。

3.排除急性阑尾炎、肠套叠、肠扭转、急性坏死性肠炎等急腹症。

鉴别诊断

本病当与急性阑尾炎、肠套叠、肠扭转、急性坏死性肠炎等急腹症相鉴别。

1.急性阑尾炎：多见于年长儿，以先发生脐周或左上腹疼痛最后转移性固定性右下腹疼痛，腹肌紧张，右下腹压痛、反跳痛阳性为主要症状，实验室检查，白细胞总数及中性粒细胞增高。

2.肠套叠：多发生在婴幼儿，突然发生间歇性腹痛，伴呕吐、便血，腹部可触到腊肠样包块。

3.肠扭转：除一般腹痛、腹胀、频繁呕吐等症状外，可触及胀大的肠袢，腹部X线检查可协助诊断。

4.急性坏死性肠炎：腹痛呈阵发性加剧，腹泻，有明显中毒征象，排腥臭味、赤豆汤样大便。腹部X线可协助诊断。

辨证施治

感寒型腹痛

【主症】腹痛急骤，阵阵发作，哭叫不止，常在受凉或饮食生冷后发生，遇冷更甚，得温则减，腹部喜按怕凉，手足欠温，小便清长，面色苍白，舌淡苔白，脉沉弦，指纹色红或隐伏不见。

【治则】温中散寒。

【处方】补脾经 揉外劳宫 掐揉一窝风 分手阴阳 推三关 揉双侧脾俞 拿肚角 顺摩腹部 揉足三里。

食积型腹痛

【主症】腹部胀满，疼痛拒按，厌食，嗳腐吞酸，面色黄而暗滞，恶心呕吐，矢气频频，夜卧不安，腹泻或便秘，舌苔厚腻，脉滑，指纹淡滞。

【治则】消食导滞。

【处方】清脾、胃经 揉板门 清肝经 清大肠经 顺运内八卦 分手阴阳 打马过天河 重退六腑 揉双侧脾俞 清两侧膀胱经 拨两侧膀胱经3～5遍 下推七节骨 拿肚角 顺摩腹部 自上而下提拿两侧腹直肌3～5遍 揉足三里。

脾胃虚寒型腹痛

【主症】腹痛隐隐，时作时止，喜温喜按，面色萎黄，形体消瘦，食欲不振，易发腹泻，舌淡苔薄白，脉沉细软，指纹色淡。

【治则】温中补虚。

【处方】补脾经 补肾经 揉外劳宫 分手阴阳 重推三关 揉双侧脾俞 揉双侧肾俞 上推七节骨 拿肚角 逆摩神阙 热掌按神阙3～5遍 横擦腹部5～10遍 揉足三里。

虫积型腹痛

【主症】腹痛突然发作，绕脐而痛，时发时止，有时腹部可触到蠕动之块状物，时隐时现，有便虫史，面黄肌瘦，食欲不佳，或嗜食异物，如有蛔虫窜走胆道则如钻顶，或伴呕吐，舌淡红，苔薄白，脉弦紧。

【治则】调和脏腑，畅通气血，缓急止痛。

【处方】清脾经 清肝经 顺运内八卦 揉外劳宫 掐揉一窝风 分手阴阳 推三关 揉双侧脾俞 分腹阴阳 拿肚角 顺揉神阙 轻柔顺时针缓摩腹部。

此型腹痛治疗中加揉外劳宫，推三关，揉神阙以温中安蛔，缓急止痛，因蛔虫遇寒易扰动不安，遇温则静。

预防与调护

1.注意饮食卫生，饮食宜清淡，多食新鲜水果和蔬菜，少食油炸、火锅等辛辣肥厚食品及生冷食品。

2.衣被恰当、穿减合适，以手足微温为宜。

3.多参加户外活动，提高孩子对温度调节的适应性。

4.发现胃肠有寄生虫病的患儿及时行驱虫治疗。

第十二节 遗 尿

遗尿俗称"尿床"，是指三岁以上的小儿因元气不足，脾、肺、肾功能失调，生活习惯不良等，导致睡眠中经常不自主的排尿，醒后方觉的一种病症。轻者隔日或数日一次，重者每夜1～2次，可持续到十岁或十几岁。本证所指遗尿为功能性，泌尿系感染、尿崩症、糖尿病、泌尿系各器官发育异常所致的小便异常不属于本证讨论范畴。

病因病机

尿液的生成、排泄与肺、脾、肾、三焦、膀胱有密切的关系，其发病原因主要与肾气不足、脾肺气虚、肝经郁热有关。

1.肾气不足：小儿因先天肾气不足，下元虚冷，膀胱失其温养，气化与制约功能失常，而致遗尿。

2.脾肺气虚：小儿久病，或素体脾肺不足，常致脾肺气虚，下不能制水，水道约束无权；气虚则阳亦虚，阳虚则膀胱制约失职，导致睡中遗尿。

3.肝经郁热：患儿肝经素蕴湿热，郁而化火，火热内迫，下注膀胱使肝脏疏泄失常，膀胱制约失利而发为遗尿。

此外，有些患儿痰湿素盛，夜间熟睡不醒，呼叫不应，也常遗尿。亦有自幼缺乏教育，没养成夜间起床排尿习惯，久而久之，形成习惯性遗尿。

诊断要点

1.3岁以上小儿日间能很好控制排尿而夜间睡眠时小便不能自控。

2.功能性遗尿一般无阳性体征，实验室尿常规检查无异常。

3.有先天性腰骶部发育畸形的患儿经腰骶椎X线摄片或CT、核磁检查可显示骶椎隐裂，部分其他泌尿系统器质性病变的患儿做泌尿系造影亦可显示其结构异常。

鉴别诊断

本病当与泌尿系统感染、尿崩症、糖尿病性遗尿相鉴别。

1.泌尿系统感染：常有尿频、尿急、尿痛等膀胱刺激症状，尿常规检查可见白细胞及红细胞阳性。

2.尿崩症：本病在儿童也可表现为遗尿，但饮水量明显高于正常，且尿比重明显低于正常。垂体加压试验或禁水试验阳性。

3.糖尿病：因尿量增多，儿童患者常有遗尿，多伴多饮、消瘦等症状。进一步检查尿糖可确诊。

辨证施治

肾气不足型遗尿

【主症】睡眠中经常遗尿，量多次频，醒后方觉，神疲乏力，面色㿠白，肢凉怕冷，腰腿酸软，精神萎靡或智力较差，日常小便清长，舌淡苔白，脉沉细，指纹淡。

【治则】温补肾阳，缩尿止遗。

【处方】补脾经 顺运内八卦 补肾经 揉外劳宫 分手阴阳 推三关 热掌按百会3～5遍 食、中、无名指并拢，以指腹横擦双侧肾俞、横擦八髎，每部位擦至局部微热约1分钟 上推七节骨 向上捏脊3～5遍 逆摩丹田 揉足三里 揉三阴交 掌带酒火自下而上热按七节骨及七节骨两侧膀胱经、掌带酒火热按腹部丹田穴，每部位3～5遍。

脾肺气虚型遗尿

【主症】睡中遗尿，量少而频，少气懒言，形体消瘦，神疲乏力，面黄无华，食欲不振，大便稀溏，常自汗出，舌淡或胖嫩，苔薄白，脉沉细弱，指纹色淡。

【治则】补益脾肺，升提固脱。

【处方】补脾经 揉板门 补大肠 运水入土 补肺经 补肾经 按揉肾顶 揉外劳宫 分手阴阳 推三关 热掌按百会3～5遍 揉双侧肺俞 揉双侧脾俞 揉双侧肾俞 上推七节骨 向上捏脊3～5遍 逆摩丹田 揉足三里。

肝经湿热型遗尿

【主症】睡中遗尿，量及次数较少，色黄腥臊，面红唇赤，性情急躁，磨牙夜惊，夜眠不安，舌红，苔黄或黄腻，脉滑数有力，指纹紫滞。

【治则】清肝泄热，疏利止溺。

【处方】清肝经 清心经 清小肠经 掐揉内劳宫 捣小天心 分手阴阳 清天河水 退六腑 清两侧膀胱经 拨两侧膀胱经3～5遍 推箕门 揉三阴交 推涌泉。

【遗尿的预防与调护】

1.在治疗前应先排除泌尿系统各器质性病变所致的遗尿。

2.从小培养小儿按时排尿的习惯，睡前注意排空小便，注意遗尿时间，按时唤醒排尿，逐渐养成自行排尿习惯。

3.晚餐后应注意控制饮水量，少喝水及食流质饮食。

4.白天避免活动过度，以免疲劳贪睡，偶尔遗尿要给予安慰、教育，避免产生精神紧张或消极情绪。

5.积极预防和治疗引起遗尿的原发疾病，如尿道炎、蛲虫、包皮过长等。

第十三节　夜　啼

夜啼是指小儿由于脾寒、心热、惊骇、食积等原因，经常在夜间啼哭不眠，间歇发作或持续不已，甚至通宵达旦，或每夜定时啼哭，白天如常的病证。民间俗称"夜哭郎"。本病常见于半岁以内的婴幼儿，尤以新生儿更为多见。

病因病机

1.脾寒：婴儿素体虚弱，脾常不足，脾为阴中之阴，若护理失宜，寒邪内侵，脾寒即生。入夜阳消阴盛，脾寒愈盛，寒邪凝滞，气机不通，故腹痛而啼。

2.心热：孕母平日好食辛辣肥甘、焦燥炙煿之品，或贪服辛热之药，蕴蓄之热遗于胎儿，或小儿出生后护养过温，受火热之气熏灼，心火上炎、积热上扰，则心神不安而啼哭。入夜因心火过亢，阴不潜阳，故夜不得寐而啼哭愈甚。日久者则因长期彻夜啼哭，阳气耗损，故白天入寐；正气未复，入夜又啼，周而复始，循环不已。

3.惊骇：小儿神气不足，心气又虚，如有目触凶禽、猛兽等异物，耳闻爆竹、惊雷等异声，可使心神受扰，神志不安，故常在夜间睡梦中哭而作惊，啼而不寐。

4.食积：婴儿乳食不节，内伤脾胃，胃不和则卧不安，因脾胃运化失司，乳食积滞，入夜而啼。

诊断要点

1.入夜啼哭，不得安睡，甚则通宵不眠，少则数日，多则月余，白天如常，体格检查无异常。

2.从小儿的年龄、啼哭时间、精神状况、面色、舌脉、腹部体征、体温及实验室检查等方面，排除因各种疾病引起的啼哭。

鉴别诊断

小儿不会言语，啼哭是其表达方式，可通过听啼哭的声音和伴随症状鉴别因饥饿、过饱、湿疹、腹痛、腹泻、感冒、发热、咳嗽、出疹、呕吐、中耳炎等病症引起的啼哭。

辨证施治

脾寒型夜啼

【主症】睡喜伏卧，曲腰而啼，四肢欠温，食少便溏，面色青白，唇舌淡白，舌苔薄白，脉象沉细，指纹青红。

【治则】温中健脾，镇静安神。

【处方】补脾经　揉外劳宫　掐揉一窝风　掐揉威灵、精宁　捣小天心　分手阴阳　推三关　开天门　摩揉百会或热掌按百会3～5遍　猿猴摘果　揉双侧脾俞　拿肚角　逆摩腹部　热掌按神阙3～5遍　揉足三里。

心热型夜啼

【主症】睡喜仰卧，见灯火则啼哭愈甚，烦躁不安，小便短赤，面赤唇红，舌尖红，舌苔白，脉数有力，指纹青紫。

【治则】清心安神。

【处方】清肝经　清心经　清小肠经　掐揉内劳宫　掐揉威灵、精宁　捣小天心　掐揉总筋　分手阴阳　退六腑　开天门　猿猴摘果　清两侧膀胱经3～5遍　退推脊柱。

食积型夜啼

【主症】夜间阵发啼哭，脘腹胀满，呕吐乳块，大便酸臭，舌苔厚，指纹紫。

【治则】消导积滞，和胃安神。

【处方】清肝经　清心经　清小肠经　掐揉内劳宫　掐揉威灵、精宁　捣

小天心 掐揉总筋 分手阴阳 退六腑 开天门 猿猴摘果 清两侧膀胱经3～5
遍 退推脊柱。

惊骇型夜啼

【主症】睡眠中时作惊惕，或每夜定时啼哭，唇与面色乍青乍白，紧
偎母怀，舌苔多无明显异常，或夜间脉来弦数。

【治则】祛惊，镇静，安神。

【处方】清肝经 清心经 掐揉威灵、精宁 捣小天心 分手阴阳 退六
腑 开天门 摩揉百会 猿猴摘果 退推脊柱 掌带酒火热按百会3～5遍。

※入夜阴盛阳微，又婴幼儿时期，神经系统发育尚未健全，无论哪一
型引发小儿夜啼的因素，均易对小儿神志造成一定程度的惊扰，故本书在
治疗各型夜啼时均辅以镇静安神治疗。

预防与调护

1.要注意卧室温度，避免过高过低；注意衣服要宽松，冷暖适宜。

2.孕产妇不可过食生冷及辛辣，勿受惊吓刺激。

3.不可将婴儿抱在怀中睡眠，不可通宵开启灯具，养成良好的睡眠习惯。

4.避免对小儿大声训斥，避免在小儿面前高声争吵；避免爆竹、鹰
犬、惊雷等对小儿造成惊扰；避免深夜迟归寒邪、阴邪对小儿造成侵袭。

5.小儿啼哭应注意检查衣物被褥有无异物刺伤患儿皮肤。

6.小儿无故啼哭不止，要注意积极寻找原因，如饥饿、过饱、闷热、寒冷、
虫咬、尿布浸渍、干结粪粒刺激肛周、衣被刺激等，除去引起啼哭的原因。

第十四节 流 涎

　　流涎，又称"滞颐"，俗称"流口水"，指儿童口涎不自觉地从口内流溢而出的病证。以3岁以下的幼儿最为多见。婴儿时期，因其口腔浅，不会调节口内过多的唾液，偶尔发生流涎者，属生理现象，不属病态。现代医学把本病称为"流涎症"，其发病原因多是由于口咽黏膜炎症、面神经麻痹、延髓麻痹、脑炎后遗症或小儿呆小病等神经系统疾病所引起。中医学认为本病主要是由于脾胃虚寒、脾胃积热、心脾郁热及脾胃气虚等使涎液不能得到正常制约而流出口外所致。

病因病机

　　《诸病源候论·滞颐论》曰："小儿滞颐（颐为面颊、腮的意思）者，涎流出而渍于颐间也，此由脾冷涎多之故也。脾之液为涎，脾胃虚冷，不能收制其津液，故流出渍于颐也。"又小儿素体脾胃虚弱，脏腑娇嫩，有"脾常不足"之说，故《伤寒论条辨》有："脾胃虚则中气失宰，膻中无发宣之用，六腑无洒陈之功，犹如釜薪失焰，故下至清谷，上至滋味，五脏凌夺，诸症所由来也。"指出脾胃虚寒及脾胃气虚为流涎之要因；相反，脾胃积热则胃缓，胃缓则廉泉开，廉泉开则不能制约其津液，同样会致小儿流涎不止。内热炽盛消烁津液，流出之涎则黏稠，口渴思饮，小便短赤，大便干结，热灼肉腐则口舌生疮。又《素问·经脉》"手少阴之别……循经入于心中，系舌本"，故若心火上炎则口舌生疮、流涎也。总之，小儿流涎病位在脾，与心、胃密切相关，若上述脏腑功能正常，少量涎唾濡润口腔，若诸脏腑功能失调，则发为流涎。

诊断要点

1.患儿终日涎水流淌，质黏稠或清晰，时重时轻缠绵不断。因涎液外流常浸渍颏部及颈前皮肤，故涎液浸渍部位常合并有湿疹等皮肤病变发生。

2.进一步检查可发现引发流涎的口咽黏膜炎症、面神经麻痹、延髓麻痹、脑炎后遗症或小儿呆小病等原发病变。

鉴别诊断

流涎诊断并不困难，需要鉴别的是，流涎是正常生理现象还是病理现象。病理性流涎者还需对引起流涎的各种原发病变从中西医多个角度进行较为深入的认识，以求明确流涎病因，为患儿提供最为合理有效的治疗。

1.正常婴幼儿生理性流涎

4~5个月时，小儿饮食中含淀粉等营养成分的食物常刺激唾液腺，使唾液分泌明显增加。此时的婴儿口腔小而浅，吞咽反射功能还不健全，不会用吞咽动作来调节口水，所以只要口水增多就会流出口外。6~7个月乳牙初萌、小牙顶出牙龈外长刺激牙龈神经，均会引起牙龈组织轻度肿胀不适，从而导致唾液腺反射性分泌增加。另外，不少婴幼儿喜欢吮吸指头、橡皮奶嘴等，这也刺激了唾液腺的分泌，使口水增多。

2.病理性流涎

先天性痴呆：患儿在出生时即已有明显的特殊面容，且常呈现嗜睡和喂养困难。随着年龄增长，其智能低下表现逐渐明显，动作发育和性发育延迟。

口腔溃疡：如果患儿的嘴唇、口角、口周出现水泡或口腔黏膜、舌面出现溃烂，即可能为口腔溃疡或口腔黏膜炎等病变存在，使患儿因为惧怕疼痛而不愿吞咽口水。

风热侵袭咽喉：患儿流涎不止，同时又合并发热、流涕等症状，此类患儿可能是感冒或咽喉因受风热侵袭，引起乳蛾等病变致患儿口水吞咽不利。

外感时邪疫毒：如感染手足口病、水痘等，都有可能会引起口腔内及舌边溃疡而致患儿口水吞咽困难。

咬伤：部分小儿不慎咬伤自己后，因口腔内有破损而产生疼痛感，使其不敢吞咽口水，也可导致涎唾外流。

神经障碍：如智障、昏迷、面部神经麻痹、延髓麻痹、脑膜炎后遗症，都会导致吞咽功能障碍，引起口水外流。

辨证施治

脾胃虚寒型流涎

【主症】流涎不止，涎液清稀，面色苍白，四肢不温，大便稀薄、小便清长，舌质淡，苔白而滑。

【治则】健脾温中，和胃止涎。

【处方】补脾经 揉板门 顺运内八卦 揉外劳宫 分手阴阳 推三关 揉双侧脾俞 分腹阴阳 逆摩腹部 揉足三里 揉三阴交。

脾胃气虚型流涎

【主症】流涎清稀，面色萎黄，食欲不振，体倦乏力，舌质淡，苔薄白。

【治则】健脾益气，固涩升提。

【处方】补脾经 揉板门 补肾经 顺运内八卦 分手阴阳 推三关 摩揉百会 热掌按百会3~5遍 揉双侧脾俞 揉双侧肾俞 向上捏脊3~5遍 分腹阴阳 逆摩腹部 揉足三里 揉三阴交。

脾胃积热型流涎

【主症】小儿流涎，涎热而黏，口角糜烂，口臭而渴，烦躁不安，大便秘结，小便短赤，舌质红，苔黄。

【治则】清热泻脾，和胃止涎。

【处方】清脾、胃经 清肝经 掐揉内劳宫 分手阴阳

退六腑 揉双侧脾俞 清两侧膀胱经 下推七节骨 分腹阴阳 顺摩腹部 自上而下提拿两侧腹直肌3～5遍 揉足三里 揉三阴交 推涌泉。

心脾郁热型流涎

【主症】小儿口涎外流，涎液黏稠而热，心烦不安，口赤口臭，大便干结，小便短赤，舌质红，苔薄黄。

【治则】清心泻脾，解郁除烦。

【处方】掐揉合谷 清脾、胃经 清肝经 清心经 清小肠经 掐揉内劳宫 掐揉小天心 掐揉总筋 分手阴阳 清天河水 退六腑 揉双侧脾俞 清两侧膀胱经 下推七节骨 快速顺摩腹部 自上而下提拿两侧腹直肌3～5遍 揉三阴交 推涌泉。

预防与调护

1.培养小儿良好的卫生习惯，注意清洁口腔。

2.积极治疗引起流涎的原发病如面神经麻痹、脑炎后遗症等。

第十五节　鹅口疮

鹅口疮是因胎热内蕴，口腔不洁，感受秽毒之邪引起，临床表现为口腔、舌上满布白屑，状如鹅口的病证。因其色白如雪片，又名"雪口"。本病多见于初生儿、早产儿，以及久病体虚的婴幼儿。因小儿口腔黏膜嫩薄，不耐邪热熏灼，故容易发病。

病因病机

1.实证：多为胎热内扰，口腔不洁，感受秽浊之邪，蕴积于心脾。舌为心之苗，脾开窍于口，且脾脉络于舌，心脾有热则鹅口疮易生或蔓延，上及鼻道，下至气管，甚或影响呼吸。

2.虚证：多由胎禀不足，如早产儿生长发育尚未完善，容易损伤皮肤黏膜，引起本病。或病后失调，久痢久泻，导致气阴两虚，虚火上炎而成鹅口疮。

诊断要点

1.舌上、牙龈、颊内或上颌散布白屑，融合成片状，重者可累及气管、食道、肠道等，影响吸吮和呼吸。

2.多见于初生儿，久病体弱者，或长期使用抗生素或激素治疗造成患儿异常菌株感染者。

3.白屑涂片镜检可见白色念珠菌。

鉴别诊断

本病当与口疮相鉴别。

口疮：口腔内、舌上散在或布满黄白色溃疡点，疼痛流涎。

辨证施治

本病可分为心脾积热与虚火上炎两大类，前者治以清热泻火，后者治以滋阴降火。

心脾积热型鹅口疮

【主症】口腔满布白屑，周边色红，面赤唇红，烦躁，多啼，口干或渴，大便干结，小便黄赤，舌红，苔薄白，脉滑，指纹青紫。

【治则】清心泻脾。

【处方】清脾经　清肝经　清心经　清小肠经　掐揉内劳宫　掐揉四横纹　掐揉小天心　掐揉总筋　分手阴阳　清天河水　退六腑　清两侧膀胱经　下推七节骨　顺摩腹部　自上而下提拿两侧腹直肌3～5遍。

虚火上炎型鹅口疮

【主症】口腔内白屑散在，周围红晕不著，形体瘦弱，颧红，手足心热，口干不渴，舌红，苔少，脉细或指纹细紫。

【治则】滋阴潜阳。

【处方】补脾经　补肾经　掐揉内劳宫　掐揉二人上马　　分手阴阳　清天河水　揉双侧脾俞　揉双侧肾俞　推涌泉。

此型鹅口疮治疗中，若阴虚盗汗者加按揉肾顶。

预防与调护

1.注意口腔清洁，避免过烫、过硬或刺激性食物损伤口腔黏膜。

2.婴儿奶嘴要消毒。母乳喂养时，应用冷开水清洗奶头，喂奶后再喂服患儿少量温开水，清洁患儿口腔。

3.注意患儿营养，补充维生素，积极治疗原发病。不用或少用抗生素或肾上腺皮质激素类药物。

4.托幼机构发生此病，要注意口腔用具的消毒和隔离。

第十六节　鼻　炎

鼻炎是小儿上呼吸道感染的常见病证。临床表现为鼻塞，流清涕或脓浊涕，伴头痛项强，嗅觉不敏感。起病急，病程短者为急性鼻炎；起病缓，病程超过两个月者为慢性鼻炎；过敏性鼻炎则多因感受外界刺激引发，突然出现鼻痒、喷嚏、流清涕、鼻塞不通等症状。

病因病机

1.急性鼻炎：小儿脏腑娇嫩，肌肤疏薄，易感外邪。外邪侵犯，肺卫首当其冲，肺开窍于鼻，最先受病，出现鼻塞、流涕，或伴有恶寒、发热、咳嗽等症。逐渐加重后入里化火，出现鼻塞、流浊涕，伴发热、头痛、口渴、便秘等。

2.慢性鼻炎：小儿体质素虚，或外感病日久不愈，耗伤正气，则更易复感外邪，致使肺气愈伤，鼻窍愈加不通。同时小儿脾胃薄弱，易为乳食、生冷、积热所伤，导致脾失健运，水谷不能化为精微，反而酿成痰浊，上贮于肺，使肺气不得宣畅而引起鼻塞不通，时有流涕。

3.过敏性鼻炎：先天遗传或是胎禀不足，或由于调养失宜、反复外感，导致肺、脾、肾三脏不足，从而形成痰气内伏的特殊体质，当气候突变，或感受刺激性气味或花粉、烟尘等刺激物，就会引动伏痰，出现鼻痒、打喷嚏、鼻流清涕、鼻塞等症状。

诊断要点

1.常于受凉后出现鼻痒、打喷嚏、鼻流清涕、鼻塞等症状，3～5天或一周左右可出现鼻涕变黄、变稠、变浊。过敏性鼻炎则发病有明显诱因及发作时间。

2.查体：急性鼻炎可见鼻黏膜充血水肿，慢性鼻炎者鼻腔内黏膜充血不明显，过敏性鼻炎多见鼻腔黏膜苍白、水肿。本病还常伴扁桃体肿大、颌下淋巴结肿大、触痛等感染后炎性体征表现。

3.实验室检查：由病毒所致者，周围血白细胞总数不升高或稍低，淋巴细胞占白细胞总数百分比可升高，细菌感染者白细胞总数及中性粒细胞比例均升高明显。

鉴别诊断

本病当与感冒鉴别。

感冒：多因外感风寒或风热，出现恶寒、发热、鼻塞流涕、咽喉肿痛、头痛，全身症状较明显，但多在数日内自愈或经治疗后于数日内痊愈。

辨证施治

急性鼻炎

【主症】初见鼻塞，喷嚏，流清涕；逐渐加重后可出现头痛、鼻塞，流浊涕或黄脓涕，量多而难以排净，并伴发热、口渴。

【治则】解表清里，宣通鼻窍。

【处方】掐揉合谷　清肺经　分手阴阳　清天河水　推三关、退六腑　按揉鼻通　揉迎香　开天门　推坎宫　向后运太阳　向后运耳后高骨　提拿肩井　揉双侧肺俞。

治疗急性鼻炎，寒证较重者应去除掐揉合谷，加掐揉二扇门、掐揉外劳宫、拿风池以散风寒；热证较重鼻窍不通，兼流黄浊涕者应加掐揉大椎以泻郁热。

慢性鼻炎

【主症】鼻塞或轻或重，流黏涕或脓性涕，量多者较易擤出，或经口吐出；量少者仅出现鼻塞、头痛，嗅觉多减退，伴有精神不振、神疲乏力等症状。

【治则】理肺开窍，健脾化痰。

【处方】掐揉合谷　清肺经　补脾经　分手阴阳　推三关、退六腑　按揉

鼻通 揉迎香 开天门 推坎宫 向后运太阳 向后运耳后高骨 揉双侧肺俞 揉双侧脾俞 揉足三里。

对慢性鼻炎的治疗，流涕量多、质清稀者同样应去除掐揉合谷，并重推三关，加掐揉外劳宫、拿风池、提拿肩井温肺化饮。

过敏性鼻炎

【主症】多发于季节交替、气候突变时，或因感受花粉、烟尘、螨虫等，突然或反复发作，鼻痒、喷嚏、流清涕、鼻塞不通，病程长者还可伴有嗅觉减退、失眠健忘、头痛等症状。

【治则】益肺健脾。

【处方】掐揉合谷 清肺经 补脾经 分手阴阳 推三关、退六腑 按揉鼻通 揉迎香 开天门 推坎宫 向后运太阳 向后运耳后高骨 揉双侧肺俞 揉双侧脾俞 揉足三里。

对过敏性鼻炎的治疗，应以分手阴阳、推三关配合退六腑，开天门配合推坎宫为施术之重点，以达平衡阴阳气血、调节寒热，治疗疾病和减少疾病反复之目的。

预防与调护

1.生活需起居规律，季节交替之时及时添加衣物，避免着凉，积极参加户外体育锻炼，以增强体质，防止感冒后引发鼻炎。清淡饮食，少食鱼虾等动物蛋白，忌食辛辣。

2.督导小儿改正挖鼻孔的不良习惯，掌握正确撸鼻方法，按压一侧鼻翼，撸另一侧鼻，交替进行排涕，以免鼻涕逆入耳腔，引发耳疾。

3.积极治疗感冒，以防鼻腔炎症蔓延，缠绵不愈转为慢性。

4.对过敏性鼻炎者，在查清过敏物质后尽量避免接触，以防本病复发。

第十七节　近　视

近视是以视近清楚而视远模糊不清为特征的疾病。临床上有假性近视和真性近视之分。假性近视指用眼过度，睫状肌持续紧张，以致不能调节晶状体的屈光度而造成的视远不清，经休息后症状可以缓解或消失。真性近视眼球已发生轴性改变，即使经过休息，症状仍不能缓解或消失。

病因病机

本病多由于先天性肝肾不足，精血亏乏；后天用眼过度，精血耗损；偏食等造成精血生成不足，精血不能上荣于头面，目失所养，进而神光衰微，视远不清。

诊断要点

1.视近清晰而视远模糊，自觉眼前有星点状飘动，视久疲乏，眼睛干涩，甚则会发生外斜及废用性弱视。

2.散瞳后，裸眼视力大于1.0者是假性近视，裸眼视力低于0.8者是真性近视。

近视的辨证施治

【主症】轻度近视除了视近清晰、视远模糊外，无其他症状。中度近视患儿容易出现玻璃体混浊，自觉眼前有星点飘动。高度近视除了以上症状外，尚有视久疲劳，眼睛干涩，甚至会发生单眼隐性或显性外斜视，外斜最终会导致失用性弱视。

【治则】滋补肝肾，养血填精，疏经通络，解痉明目。

【处方】补脾经　补肾经　掐揉二人上马　分手阴阳　揉睛明　揉攒竹（缓解眼部疲劳）　揉天应（眉头下眼眶内上角凹陷处）　揉四白　向后运太阳　嘱患儿闭目，医者以食、中、无名指并拢，三指指腹平置于患儿眼部，顺时针摩眼200次，再逆时针摩眼200次　拿风池　揉双侧脾俞　揉双侧肾俞。

预防与调护

1.饮食多样化，适当食用一些较硬食物，以增加面部血运，对眼部起到活血通经作用。多食一些富含维生素的水果、绿色蔬菜，如苹果、桔子、胡萝卜等，以加强眼部营养。

2.养成健康用眼习惯，看书、学习时光线适度，近距离用眼不宜时间过长。

3.推拿治疗适用于轻～中度的假性近视，真性近视者需及早配镜。

第十八节　乳　蛾

　　乳蛾是小儿多发疾病之一，在临床上有急性和慢性之分。急性者，往往起病较急，恶寒发热，咽喉疼痛，吞咽不利，喉核红肿，或见化脓，甚则高热惊厥；慢性者，可不发热，或偶见低热，咽干、咽痒不适，喉核肿大，经久不愈，兼有干咳少痰。在慢性病程中，可有急性发作。因其喉核肿胀形状如乳头，或如蚕蛾，故名乳蛾。

　　本病即西医学的急性扁桃体炎和慢性扁桃体炎，以冬春季节气候骤变之时发病较多，每因感受外邪或过食炙煿致病情反复发作。

病因病机

　　1.外邪侵犯：咽喉属肺胃，风热邪毒循口鼻入侵肺系，咽喉首当其冲，邪毒搏结于喉核，以致肺络受阻，肌膜受灼，咽喉红肿胀痛，而成风热乳蛾。若外邪壅盛，乘势传于肺胃，肺胃热盛，火热上蒸，搏结于喉，灼腐肌膜，喉核肿大，甚或有腐物脓液。亦有因多食炙煿之物，热蕴脾胃，上攻于喉核而为病。

2.久病不愈：风热乳蛾或风热喉痹治而未愈，缠绵日久，邪热伤阴，或温热病后余邪未清，从而引发肺肾阴虚，咽喉失于濡养，虚火上炎结于喉核而为病。

3.素体不足：小儿脏腑柔弱，形气未充，易为外邪所感，病后不仅阴液受伤，阳气也常受损，抗病能力减弱，邪毒虽不甚重，但因正气虚弱，故不易于消除而留滞于咽喉，日久不去，气血凝结不散，肿而为蛾。也有因先天禀赋不足，后天肺脾气虚，虽不为邪毒所染，但因气血凝滞而成石蛾。

诊断要点

1.急性发病者多有外感风热病史，慢性发作者多有时间较长的阴虚内热病史。

2.咽喉肿痛，吞咽时疼痛加重，伴干咳无痰或痰少而黏。

3.喉核色红，肿大高突，表面有黄白色脓点。

4.急性发作者常伴高热，持续约一周左右，实验室检查血白细胞总数及中性粒细胞比例明显升高。

鉴别诊断

本病当与白喉相鉴别。

白喉属于急性传染病，患儿咽部有假膜形成，呈灰白色或奶油样，部分超过喉核范围，质韧而厚不宜擦除，强性擦除后易发生出血。患儿体温可不高，但病数日即呈虚弱病容，神疲，面苍白，脉细数。

辨证施治

风热外袭肺经型乳蛾

【主症】咽部疼痛，吞咽或咳嗽时疼痛加剧，咽喉干燥，喉核红肿，连及周围咽部。并见发热恶寒，头痛，鼻塞，体倦，咳嗽有痰，舌边尖红，苔薄白或微黄，脉浮数。

【治则】疏风清热，消肿利咽。

【处方】掐揉合谷 清肺经 清肝经 分手阴阳 清天河水 退六腑 掐揉曲池 轻揉双侧扁桃体穴，轻揉廉泉、天突穴 八字分推两侧肩胛骨缝 揉双侧肺俞 清两侧膀胱经。

邪热传里，肺胃热盛型乳蛾

【主症】咽部疼痛剧烈，痛连耳根及颌下，吞咽困难，有堵塞感，或有声音嘶哑。检查时见喉核红肿，表面或有黄白色脓点。并见高热口渴，咳嗽痰稠，口臭腹胀，便干尿赤，舌红苔黄，脉洪大而数。

【治则】泻热解毒，利咽消肿。

【处方】清肺经 清脾、胃经 清肝经 水底捞明月 分手阴阳 清天河水 重退六腑 轻揉双侧扁桃体穴，轻揉廉泉、天突穴 重退推脊柱 清两侧膀胱经 拨两侧膀胱经3～5遍 下推七节骨 快速顺摩腹部 自上而下提拿两侧腹直肌3～5遍。

肺肾阴亏型乳蛾

【主症】咽部干燥微红，干咳无痰或痰少而黏，哽哽（阻塞的意思）不利，喉核肥大、潮红，表面凸凹不平。一般以午后症状明显，并可有午后颧红，精神疲乏，手足心热，舌红少苔，脉细数。

【治则】养阴清肺，生津润喉。

【处方】清肺经 补脾经 补肾经 掐揉二人上马 掐揉内劳宫 分手阴阳 清天河水 轻揉双侧扁桃穴，轻揉廉泉、天突穴 揉双侧肺俞 揉双侧肾俞 推涌泉。

痰瘀阻络型乳蛾

【主症】咽喉不痛，干痒不适，哽哽有声，吞咽不利，喉核肿大色暗淡，挤压时无脓性分泌物溢出。全身乏力，少气懒言，舌淡苔白，脉涩或弦滑。

【治则】化痰软坚，通络消瘀。

【处方】清肺经 清脾经 揉板门 掐揉合谷 清肝经 掐揉曲池 分手阴阳 推三关、退六腑 提拿肩井 轻揉双侧扁桃体穴，轻揉双侧扶突穴，轻揉廉泉、天突穴 揉双侧肺俞 揉双侧脾俞 清两侧膀胱经。

在本型乳蛾治疗中，掐揉合谷、掐揉曲池、提拿肩井者，活血通经而主治咽部干痒不适。揉双侧扶突穴者，意在消瘿散结而化痰软坚。

212

预防与调护

1.避免过食辛辣、刺激、肥腻、炙煿的食物，多进食易消化的、清淡一些的饮食。

2.室内空气流通，冷暖适中。避免因风寒、风热侵袭引发感冒加重乳蛾病情。

3.注意休息，以免虚火上炎。急性乳蛾者需彻底治疗，以免余邪留滞转为慢性。

4.注意咽喉部卫生，积极锻炼身体，增强体质，提高机体免疫力。

第十九节　口　疮

口疮是婴儿时期常见的口腔疾患，临床以口颊、舌边、上颚、齿龈等处出现淡黄色或白色的小溃疡面为特征。单个或多个不等，呈椭圆形，周边有红晕，局部灼痛，反复发作，重者影响进食和吞咽，常发于1～5岁小儿。

病因病机

小儿口疮多由风热乘脾、心脾积热、虚火上炎所致。主要病变在脾与心，虚证则常涉及于肾。风热乘脾者，外感风热之邪，外袭于肌表，内则乘于脾胃。脾开窍于口，胃络于齿龈，故风热毒邪侵袭引动脾胃内热，上攻于口，口腔黏膜破溃，发为口疮。若夹湿热则兼见口腔糜烂。心脾积热者，因调护失宜，喂养不当，恣食肥甘厚腻，蕴积生热；或喜食煎炒炙烤，内火偏盛，邪热内积心脾，循经上炎口腔而发为口疮。虚火上炎者，因小儿"肾常虚"，若久患热病，或久泻不止，津液亏耗，肾阴不足，水不制火，虚火上浮，熏灼口舌亦是导致口疮病发生的重要因素。

诊断要点

1.齿龈、舌体、两颊、上颚等处出现黄白色溃疡点，大小不等，甚至满口溃疡，疼痛流涎。

2.外感者初起可见口腔疱疹，继则破溃成溃疡，常伴发热，颌下淋巴结肿大。

3.发病多与发热疾患或饮食失调有关。

4.实验室检查，血白细胞总数及中性粒细胞略增高或正常。

鉴别诊断

本病当与鹅口疮进行鉴别。

鹅口疮：鹅口疮多发于初生儿或体弱多病的婴幼儿，口腔黏膜上出现的是白屑而不是溃疡，周围有红晕，疼痛不明显。

辨证施治

脾胃积热型口疮

【主症】口腔溃疡面较多，溃疡周围鲜红，或满口糜烂，疼痛较重，烦躁啼哭，口臭流涎，小便短黄，大便干结，或伴发热，舌红苔黄，脉滑数。

【治则】清热解毒，通腑泻火。

【处方】掐揉合谷　清脾、胃经　运土入水　清大肠经　清肝经　掐揉内劳宫　分手阴阳　清天河水　重退六腑　揉双侧脾俞　揉双侧大肠俞　重退推脊柱（凉水为介质）　清两侧膀胱经　拨两侧膀胱经3～5遍　下推七节骨　顺摩腹部　自上而下提拿两侧腹直肌3～5遍　揉三阴交。

心火上炎型口疮

【主症】舌上溃疡或糜烂，色红疼痛，饮食困难，心烦不安，口干欲饮，小便短赤，舌尖红赤，苔薄黄，脉细数。

【治则】清心泻热。

【处方】掐揉合谷　清脾、胃经　清肝经　清心经　清小肠经　掐揉内劳宫　掐揉小天心　掐揉总筋　分手阴阳　清天河水（凉水为介质）　重退六腑　揉双侧脾俞　重退推脊柱（凉水为介质）　揉三阴交。

虚火上炎型口疮

【主症】口舌溃疡较少或糜烂，稀散色淡，周围黏膜不充血，疼痛不明显，神疲颧红，口干不渴，舌质光红，苔少，脉细数。

【治则】滋阴降火。

【处方】补脾经　补肾经　掐揉二人上马　掐揉内劳宫　分手阴阳　清天河水　揉双侧脾俞　揉双侧肾俞　揉三阴交　推涌泉。

216

预防与调护

1.注意饮食卫生，保持口腔清洁。

2.小儿口腔黏膜娇嫩，清洁口腔时，不宜用粗硬布帛拭口，拭口时动作要轻，避免损伤口腔黏膜。

3.对急性热病、久病、久泻患儿，应经常检查口腔，做好口腔护理，防止发生口疮。

4.不宜过食辛辣炙煿之品。

5.已患口疮患儿饮食宜清淡，给予半流质饮食，避免粗硬食品。

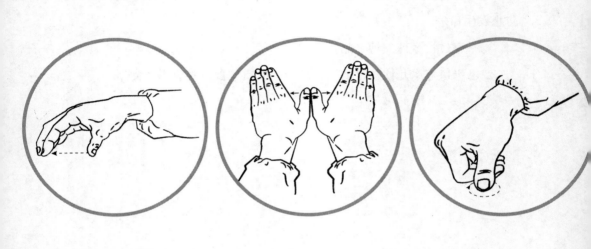

第六章

小儿推拿在婴幼儿预防保健
方面的应用

第一节　预防感冒保健推拿法

中医认为，小儿"肺常不足"。肺主皮毛，肺脏娇嫩，卫外不固，易为外邪所侵，且易伤难调。脾与肺为母子关系，脾主运化，肺之气化赖于脾之精微的充养。因此要预防感冒必须健脾益肺，扶正固表，提高机体免疫力。

1.手法与取穴：补脾经 清肺经 清大肠经 揉外劳宫 分手阴阳 掐揉曲池 搓擦两侧鼻翼 开天门 推坎宫 向后运太阳穴 拿风池 揉双侧肺俞 八字分推两侧 肩胛骨缝 揉双侧脾俞 向上捏脊3~5遍 揉足三里。

2.保健作用：扶正祛邪，益气宣肺。用于经常感冒的体弱患儿。

3.注意事项：

（1）每日一次，10天为一疗程。一个疗程后休息5~7天，方可进行第二疗程的治疗。

（2）注意随气温变化及时增减衣物。

（3）鼓励小儿多食富含维生素类的水果、蔬菜以均衡和加强小儿营养。

（4）加强必要的锻炼，增强小儿体质。

第二节　健脾助长保健推拿法

脾胃为后天之本，气血生化之源，小儿生长发育所需要的一切营养物质，均需要脾胃所生化的水谷精微供应。然小儿有"脾常不足"之说。若喂养不当，极易引起脾胃功能的紊乱，常常出现呕吐、腹泻、便秘、厌食、积滞等病症，日久还会累及其他脏腑，造成免疫力下降，生长发育迟缓。健脾助长保健法不仅可以健脾和胃、增强食欲、调理气血，还可以提高机体的免疫力，所以它是保证小儿健康发育的重要手段。

1.手法与取穴：补脾经 揉板门 清肝经 顺运内八卦 分手阴阳 揉双侧脾俞 向上捏脊3～5遍 分腹阴阳 顺摩腹部200次，逆摩腹部200次 揉足三里。

2.保健作用：增强脾胃功能，促进小儿生长发育。可预防和治疗脾胃虚弱，厌食，积食，发育迟缓等疾患。

3.注意事项：

（1）手法操作一般在空腹时进行。

（2）每日一次，7次为一疗程。一个疗程后休息3～5天，再继续下一个疗程的操作。

（3）饮食要注意荤素搭配、粗细粮搭配。不吃或少吃膨化食品，不宜过食生冷、油腻、肥甘食物及补品。

第三节　宁心安神保健推拿法

婴幼儿时期，神经系统发育尚未健全，对外界的刺激极易发生强烈反应。故有小儿"心常有余，心火易动；肝常有余，易动肝风"之说。因此，常常有骤闻异声、惊触异物，而出现惊恐哭闹、夜眠不安，甚至惊厥、抽搐等表现。故临床上常用镇静安神法来调护易受惊吓、烦躁失眠、易患惊厥的小儿，本法是常用的保健方法之一。

1.手法与取穴：清肝经清心经掐揉威灵、精宁。

捣小天心 分手阴阳 猿猴摘果 掐揉百会 退推脊柱 清两侧膀胱经。

2.保健作用：宁心安神，镇惊息风。可用于夜啼、失眠、多梦、易惊等病症的治疗和预防。

3.注意事项：

（1）白天或睡前避免过度嬉闹兴奋。

（2）每天一次，7天为一个疗程，以下午操作为宜。

第四节　益智聪慧保健推拿法

现代医学研究认为，大脑发育主要以3岁以前为最佳时间，8岁时已与成人大脑基本无异，以后的变化主要是细胞功能的日渐成熟和复杂化。大脑的生长发育与肾有着密切的关系。中医学认为，"肾为先天之本"，肾藏精，主骨生髓，髓上通于脑，脑为髓之海，精足则人聪明智慧。因此要提高小儿智力，必须以补肾益精，健脑益智为宗旨。益智保健推拿法不仅能促进小儿的生长发育及智力的发展，而且长期坚持还可对小儿先天发育不足的五迟、五软、惊风后遗症等起到一定的治疗作用。

1.手法与取穴：补脾经 补肾经 清肝经 掐揉二人上马 掐、捻十指 分手阴阳 自下而上提拿双上肢 握小儿一手食、中、无名、小指四指，抖摇上肢各关节 摩揉小儿顶部百会穴 向上捏脊3～5遍 掐、捻十趾 自下而上提拿双下肢 握小儿双足抖摇小儿下肢各关节。

2.保健作用：健脑益智，改善五迟、五软。

3.注意事项：

（1）对五迟、五软及脑病后遗症儿童，要长期坚持治疗，手法操作每2

个月后休息2周，再开始下一个疗程治疗。同时还要进行智力教育的开发。

（2）对正常儿童可只作补肾经、补脾经、平肝经、掐揉二人上马、捏脊、掐捻十指（趾）及循经按揉四肢经脉。

附　录　小儿推拿常用歌诀

小儿无患歌

《小儿推拿方脉活婴秘旨全书》

明·龚云林撰，姚国祯补辑

孩儿常体貌，情态貌殊然，

鼻内干无涕，喉中绝响涎。

头如青黛染，唇似点朱鲜，

脸方花映竹，颊绽水浮莲。

喜引方才笑，非时手不掀，

纵哭无多哭，虽眠未久眠。

意同波浪静，性若镜中天，

此子俱安吉，何愁疾病缠。

面部五位歌

《小儿按摩经》

明·四明陈氏

面上之症额为心，鼻为脾土是其真；
左腮为肝右为肺，承桨属肾居下唇。

保生歌

《幼科推拿秘书》

清·骆如龙

要得小儿安，常带饥与寒，
肉多必滞气，生冷定成疳；
胎前防辛热，乳后忌风参，
保养常如法，灾病自无干。

四总穴歌

《针灸大全》

明·杨继洲、靳贤

肚腹三里留，腰背委中求，
头项寻列缺，面口合谷收。

足三里穴歌

《医宗金鉴》

清·吴谦

三里膝眼下，三寸两筋间，

能除胸胁痛，腹胀胃中寒，

肠鸣并泄泻，眼肿膝胫酸，

伤寒羸瘦损，气蛊证诸般。

保赤推拿秘术

民国·彭慎

上下挤动是为推，揉惟旋转不须离；

搓为来往摩无异，摇是将头与手医；

刮则挨皮稍用力，运须由此往彼移；

掐人贵轻朝后出，拿宜抑下穴上皮；

唯分两手分开划，和字为分反面题。

小儿按摩经

明·四明陈氏

心经有热痰做迷，天河水过作洪池；

肝经有病儿多闷，推动脾土病即除；

脾经有病食不进，推动脾土效必应；

肺经受风咳嗽多，即在肺经久按摩；

肾经有病小便涩，推动肾水即救得；

小肠有病气来攻，板门横纹推可通；

用心记此精宁穴，看来危症快如风；

胆经有病口作苦，好将妙法推脾土；

大肠有病泄泻多，脾土大肠久搓摩；

膀胱有病做淋痴，肾水八卦运天河；

胃经有病呕逆多，脾土胃经推即可；

三焦有病寒热魔，天河过水莫蹉跎；

命门有病元气亏，脾土大肠八卦推；

仙师授我真口诀，愿把婴儿寿命培。

推拿小儿总诀歌

《幼科推拿秘书》

清·骆如龙

（部分有改动）

推拿小儿如何说，全在手法用妙诀，

掐在心经内劳宫，大汗立至如消雪，

不然重掐二扇门，汗出如雨便休歇，

若治痢疾并水泻，重掐大肠经一节。

侧推虎口见功夫，再推阴阳分寒热，

若问男女咳嗽诀，多推肺经是法则。

八卦离起到乾宫，中间手法宜清些，

凡运八卦开胸膈，四横纹掐和气血。

五脏六腑气血闭，运动五经开其塞，

饮食不进儿着吓，推动脾土就吃的，

饮食若减人瘦弱，该补脾土无二说。

拇指直推便为清，屈指推之为补诀，

小儿若是受惊吓，五指节掐莫停歇。

大便闭塞久不通，盖因六腑有积热，

按拿肚角用功夫，能除积滞和气血，

口出臭气心经热，只要天河水清澈，
上入洪池下入掌，一切热病都去得。
若是遍身不退热，外劳宫掐揉多些，
不问大热或小热，可向水底捞明月。
黄蜂入洞医阴病，冷痰冷气都治得，
阳池穴掐止头痛，一窝风掐肚痛绝，
威灵穴掐治暴亡，精宁穴掐止逆呃；
小儿眼若往上翻，重揉大小天心穴，
二人上马补肾水，一切沉疴都去得。
三关六腑用手诀，调理寒热是法则，
前臂三关推上热，退下六腑冷如铁，
寒者温之热者清，虚则补之实则泻。
仙人留下救儿诀，后学殷勤谨慎些。

张氏小儿推拿图解（一）

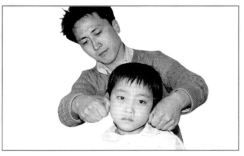

1.按耳门

位置：耳屏上切迹之前方，张口凹陷处。
操作：按揉60次。
主治：惊风、耳鸣。

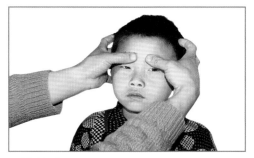

2.推坎宫

位置：两眉上，自眉头至眉梢成一线。
操作：自眉心沿眉毛向两旁分推100次。
主治：外感、内伤、发热、咳嗽。

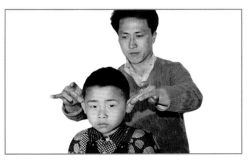

3.揉耳摇头

位置：两耳尖上。
操作：双手提、捻、揉患儿两耳尖，再捧患
儿头轻摇之。
主治：惊证。

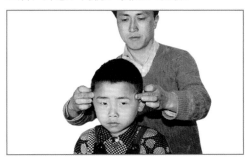

4.揉太阳

位置：眉梢与眼角中点，向后约一寸凹陷处。
操作：两手拇指，自眉梢向额角直推50次，
运50次。
主治：无汗、少汗、慢惊、外感。

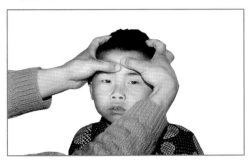

5.开天门

位置：两眉中点至前发际成一直线。
操作：两手拇指自眉心交替向上直推至前发
际。
主治：外感、内伤诸证。

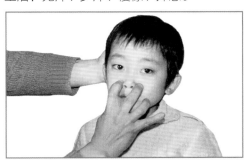

6.揉迎香

位置：两鼻翼外缘中点，旁开0.5寸，鼻唇
沟内。
操作：以食、中二指指端分置于左右二穴按
揉60次。
主治：外感、鼻塞。

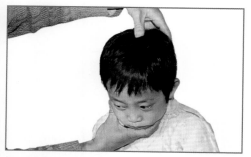

7.揉百会

位置：头顶正中线与两耳尖连线的交会处。
操作：按、揉50次。
主治：头痛、遗尿、脱肛、惊风。

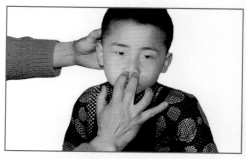

8.揉鼻孔（黄蜂入洞）

位置：两鼻孔下方。
操作：用食、中二指指端在患儿两鼻孔下方
　　　揉动20～50次。
主治：发热无汗。

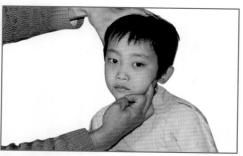

9.揉牙关

位置：下颌角前上方1横指，咬肌隆起处。
操作：按5～10次，揉50次。
主治：牙关紧闭，口眼歪斜。

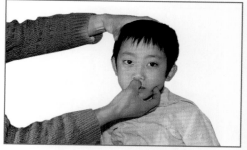

10.掐人中

位置：人中沟上1／3与下2／3交界处。
操作：掐约1～2分钟左右。
主治：晕厥、惊风。

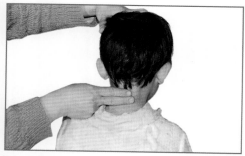

11.推天柱骨

位置：颈后发际正中至大椎穴，沿颈椎棘突
　　　成一直线。
操作：自上而下直推或擦150次。
主治：颈项强直、惊风、发热、寒性咳嗽、
　　　寒性呕吐。

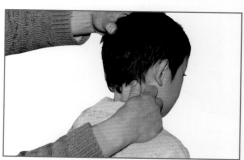

12.拿桥弓

位置：颈部两侧沿胸锁乳突肌成一直线。
操作：拿5～8次或揉50次。
主治：肌性斜颈、颈项强直。

张氏小儿推拿图解（二）

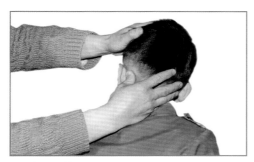

13.揉耳背骨

位置：两耳后高骨下凹陷中。
操作：按揉100次。
主治：发热无汗。

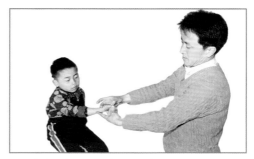

14.直推脾经（清脾土）

位置：拇指罗纹面，或指拇指桡侧缘指根至指端成一直线。
操作：自拇指指根向指端方向直推150次。
主治：消化不良、呕吐、咳痰、疳积。

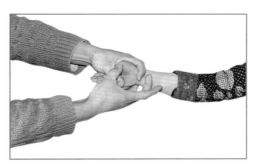

15.旋推脾经（补脾土）

位置：拇指桡侧缘指根至指端。
操作：屈患儿拇指，自指端向指根做旋转推动300次。
主治：泄泻、呕吐等一切虚证。

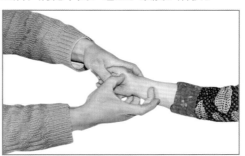

16.揉板门

位置：手掌大鱼际平面。
操作：按揉150次。
主治：食欲不振、嗳气、腹胀、泄泻、呕吐。

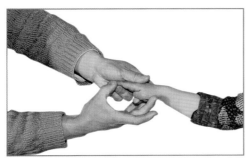

17.推大肠

位置：食指桡侧，虎口至指端成一直线。
操作：自虎口向指端方向直推或反推150次。
主治：泄泻、便秘、脱肛、发热。

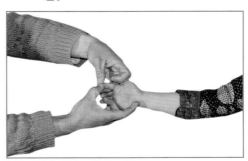

18.推肝经（清肝木）

位置：食指罗纹面，或指食指掌侧面指根至指端成一直线。
操作：自食指指根推至指端150次。
主治：内热、惊风、烦躁不安。

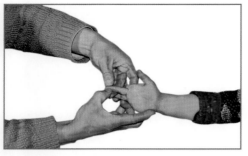

19.推心经（清心火）

位置：中指罗纹面，或指中指掌侧面指根至
指端成一直线。

操作：自中指指根推至指端200次。

主治：惊证、高热无汗、神昏、烦躁、夜啼
不安。

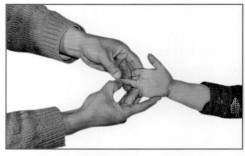

20.推肺经（清肺金）

位置：无名指罗纹面，或指无名指掌侧面指
根至指端成一直线。

操作：自无名指指根推至指端200次。

主治：咳嗽、气喘、胸闷。

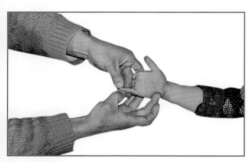

21.推肾经（清肾水）

位置：小指罗纹面，或指小指掌侧面指端直
至阴池成一直线。

操作：自小指端推至阴池200次。

主治：小便不利、多尿、尿急、尿频。

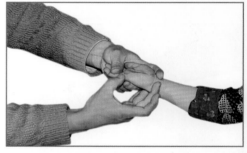

22.推小肠经

位置：小指尺侧缘，自指根至指端成一直线。

操作：自小指根向小指端方向直推或反推
150次。

主治：虚证或实证所致的尿闭、尿赤、遗
尿等。

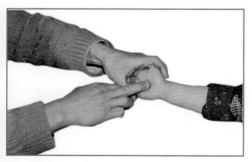

23.揉内劳宫

位置：掌心中，握拳时中指端处。

操作：揉50次，运100次。

主治：发热无汗。

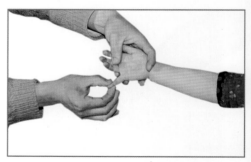

24.搓揉五指节

位置：手背五指中节有横纹处。

操作：以拇、食指依次搓揉。

主治：惊风、痰鸣。

张氏小儿推拿图解（三）

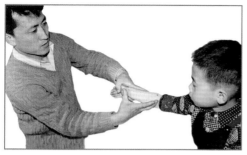

25.推三关

位置：前臂桡侧缘，阳池至曲池成一直线。
操作：直推300次。
主治：一切虚寒证，气血不和、发热、无汗。

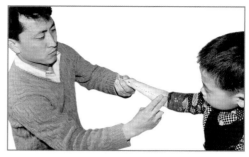

26.退六腑

位置：前臂尺侧缘，腕横纹至肘横纹成一直线。
操作：自前臂肘尖退至腕横纹头300次。
主治：发热、无汗、烦躁、夜啼不安。

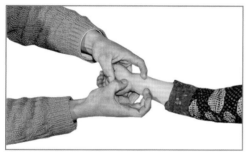

27.掐小天心

位置：在掌根，大小鱼际交接之凹陷中。
操作：掐3～5次，揉30次。
主治：惊风、夜啼、烦躁、吐泻。

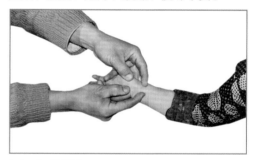

28.分手阴阳

位置：手掌根小天心穴两侧。拇指侧为阳池，
　　　小指侧为阴池。
操作：向两侧分推30次。
主治：寒热往来、咳嗽、咳痰、烦躁不安、
　　　腹胀、泄泻。

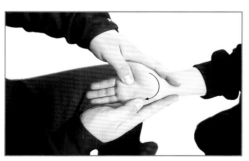

29.运土入水

位置：掌根缘，脾土穴至肾水穴。
操作：用大拇指侧面，自脾土穴运向肾水穴
　　　50次。
主治：消化不良、大便干燥、便秘。

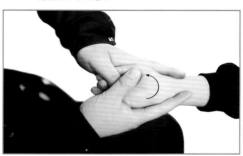

30.运水入土

位置：掌根缘，肾水穴至脾土穴。
操作：自肾水穴运至脾土穴50次。
主治：腹泻、二便秘结。

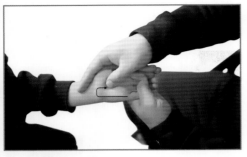

31.水底捞明月

位置： 自小指根起始，绕经内八卦坎宫位，终至内劳宫。

操作： 推运10次，每次推运后点按内劳宫50～100次。

主治： 高热、大热，无汗。

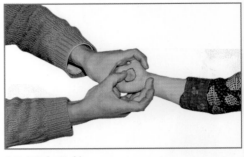

32.运内八卦

位置： 掌心内劳宫穴四周。

操作： 顺时针或逆时针方向运50～100次。

主治： 小儿积疳、胸闷、咳喘、呕吐、腹泻。

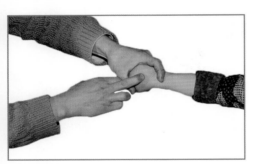

33.揉外劳宫

位置： 手背第二、三掌骨之间，威灵穴的尺侧。

操作： 掐3～5次，揉50次。

主治： 头痛、腹痛、腹泻等一切寒证。

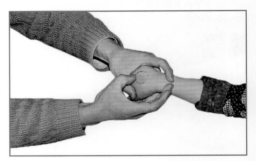

34.运外八卦

位置： 手背外劳宫穴周围。

操作： 以拇指做顺时针方向掐运50次。

主治： 咳嗽、咳痰。

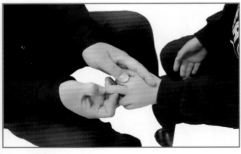

35.掐老龙

位置： 中指指甲根中点后一分许。

操作： 掐5～7次。

主治： 惊风、发热。

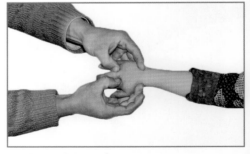

36.掐二扇门

位置： 手背中指根部两旁凹陷中。

操作： 掐5～7次，揉50次。

主治： 惊风、发热、无汗。

张氏小儿推拿图解（四）

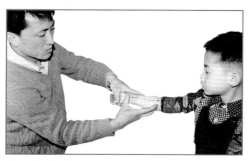

37.引水上天河

位置：前臂内侧正中，自腕横纹至肘横纹成一直线。

操作：滴凉水后再向上直推200次。

主治：高热、无汗。

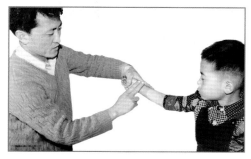

38.打马过天河

位置：同引水上天河。

操作：用食、中二指自下而上交替弹打5～10遍。

主治：呕吐、寒热往来。

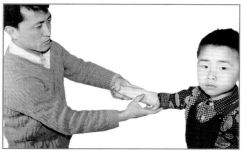

39.清天河水

位置：同引水上天河。

操作：自下而上直推300次。

主治：主用于外感发热、阴虚发热、潮热等一切热证。

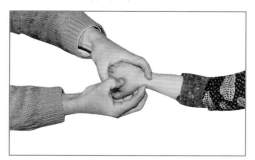

40.掐揉威灵

位置：手背第二、第三掌骨之间，外劳宫穴的桡侧。

操作：掐揉1～2分钟。

主治：头痛、耳鸣、惊风。

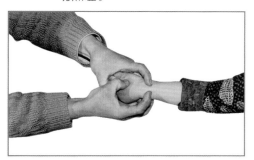

41.掐揉精宁

位置：手背第四、五掌骨中间凹陷中。

操作：掐5～7次，揉50次。

主治：惊风、口眼歪斜、痰喘。

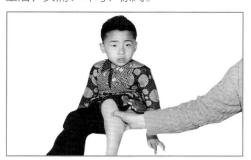

42.揉足三里

位置：外膝眼下三寸，胫骨外侧约一横指处。

操作：按揉300次。

主治：腹胀、腹痛、便秘、腹泻。

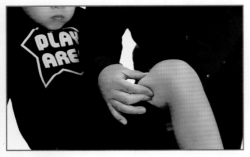

43.拿百虫

位置：膝上内侧，髌骨内上缘上方约2.5寸处。

操作：拿5～10次，按揉约50次。

主治：四肢抽搐、下肢痿软。

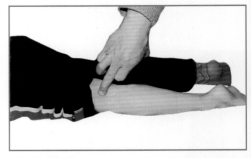

44.拿委中

位置：膝后腘窝横纹中央，两筋凹陷处。

操作：拇指与食指端提拿，或以中指端钩拨该处筋腱3～5次。

主治：腰痛、惊风、下肢痿软。

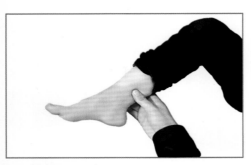

45.按揉三阴交

位置：内踝尖直上三寸。

操作：按揉50次，再向上或向下直推100次。

主治：遗尿、惊风。

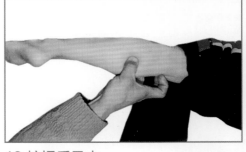

46.按揉后承山

位置：小腿后腓肠肌人字形交叉处。

操作：按揉100次，点揉10次。

主治：腿痛、肌肉萎缩。

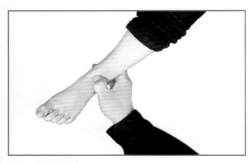

47.掐揉解溪

位置：踝关节前横纹中点，两筋之间凹陷中。

操作：掐3～5次，揉30次。

主治：吐泻、惊风、踝关节屈伸不利。

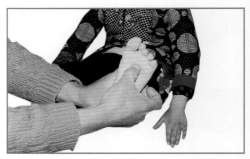

48.掐揉涌泉

位置：足掌心前1／3与后2／3交界处。

操作：掐5～8次或揉300次。

主治：发热、惊厥、吐泻、目赤。

张氏小儿推拿图解（五）

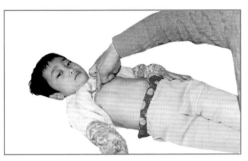

49.钩揉天突

位置：在胸骨切迹上缘凹陷正中。
操作：中指端揉50次。
主治：咳嗽、痰喘。

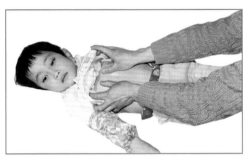

50.分推膻中

位置：胸前区两乳头连线之中点。
操作：两拇指罗纹面同时自膻中向两旁分推
　　　50次。
主治：胸闷、咳喘、呕吐。

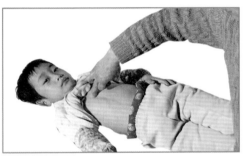

51.揉膻中

位置：同分推膻中。
操作：以拇指或中指端按揉100次。
主治：痰喘、胸痛。

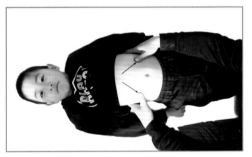

52.分腹阴阳

位置：剑突下沿两侧肋弓下缘至下部腹两旁
　　　软肉处。
操作：两手拇指自剑突下沿肋弓下缘向两旁
　　　斜下分推之。
主治：腹胀、腹痛、腹泻。

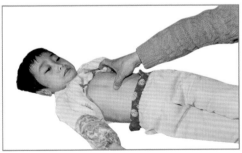

53.按揉中脘

位置：脐上4寸，剑突与脐连线的中点。
操作：以拇指端按揉100次。
主治：恶心、呕吐、腹痛。

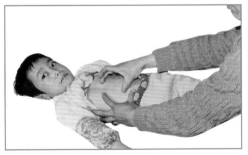

54.推脘部

位置：剑突与脐之连线。
操作：拇指向上或向下直推150次。
主治：上腹痛、呕吐、泄泻、腹胀、消化不良。

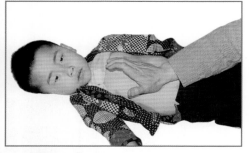

55.按揉上腹

位置：剑突下。
操作：以掌根部向上托揉100次。
主治：胃痛、呕吐、消化不良。

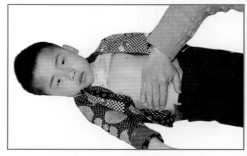

56.按中脘

位置：剑突至脐部连线，以连线中点为重
　　　心。
操作：以手掌按3～5次。
主治：呕吐、腹胀、腹泻、肠鸣。

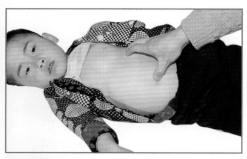

57.揉神阙

位置：肚脐正中。
操作：拇指端按揉30次。
主治：腹痛、腹胀、腹泻、便秘。

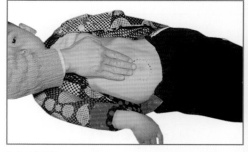

58.摩腹

位置：脐周。
操作：以食、中、无名指、小指末节指腹摩
　　　揉15分钟。
主治：腹痛、腹胀、腹泻、遗尿、少尿。

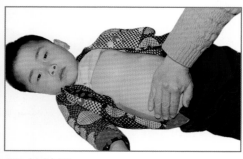

59.按神阙

位置：肚脐及脐周。
操作：双手掌擦热按3～7次。
主治：腹痛、腹胀、腹泻、便秘。

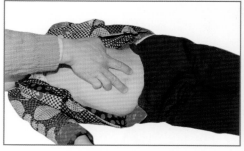

60.揉天枢

位置：肚脐两侧，左右各旁开2寸处。
操作：单手食、中指端揉150次。
主治：腹泻、腹痛、便秘。

张氏小儿推拿图解（六）

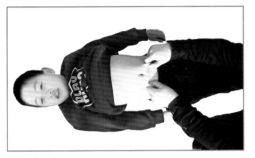

61.拿肚角

位置：脐下2寸，左右各旁开2寸。
操作：双手拇指与食、中二指相对用力向深
　　　处拿捏5~7次。
主治：腹胀、腹痛、腹泻、痢疾、便秘。

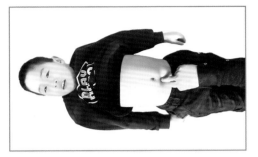

62.揉关元

位置：脐下3寸。
操作：点揉150次。
主治：尿少、尿痛、遗尿。

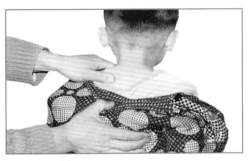

63.拿肩井

位置：大椎与肩峰连线之中点。
操作：提拿5~7遍，按揉50次。
主治：感冒、晕厥、气血不通。

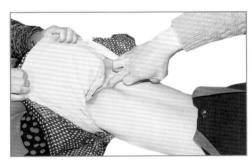

64.揉大椎

位置：第七颈椎与第一胸椎棘突之间。
操作：按揉30次，向下直推100次。
主治：发热、颈项强直。

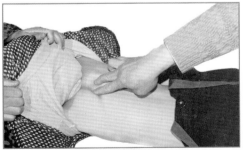

65.揉肺俞

位置：第三胸椎棘突下，左右各旁开1.5
　　　寸。
操作：按揉50次。
主治：咳嗽、发热。

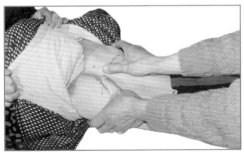

66.分推肩胛骨缝

位置：两肩胛骨骨缝。
操作：两手拇指端自上而下八字形分推150
　　　次。
主治：咳嗽、咳痰、发热。

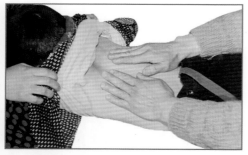

67.搓两肋

位置：背部两侧肋间。

操作：两手食、中、无名、小指并拢，以指腹搓摩两侧肋间各100次。

主治：痰喘、咳嗽。

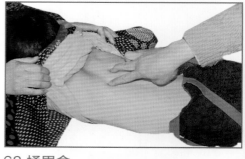

68.揉胃俞

位置：第十二胸椎棘突下，左右各旁开1.5寸。

操作：按揉50次。

主治：胃疼、腹胀、消化不良。

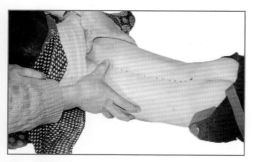

69.推脊柱

位置：大椎穴至尾骨端成一直线。

操作：自上向下直推150次。

主治：高热、疳积。

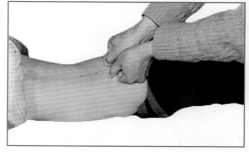

70.捏脊

位置：同推脊柱。

操作：双手拇、食指自下而上提捏脊柱部皮肤，捏3下提拿1下。

主治：小儿消化不良、腹泻。

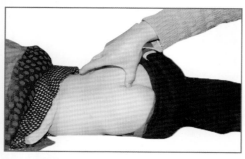

71.揉龟尾

位置：在尾骨端与肛门之间。

操作：拇指或中指端揉300次。

主治：泄泻、脱肛、便秘、惊风。

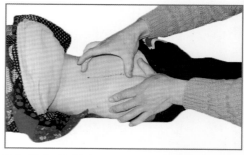

72.推七节骨

位置：尾椎骨端至第四腰椎成一直线。

操作：自尾骨端向上直推或反推300次。

主治：泄泻、脱肛、便秘。

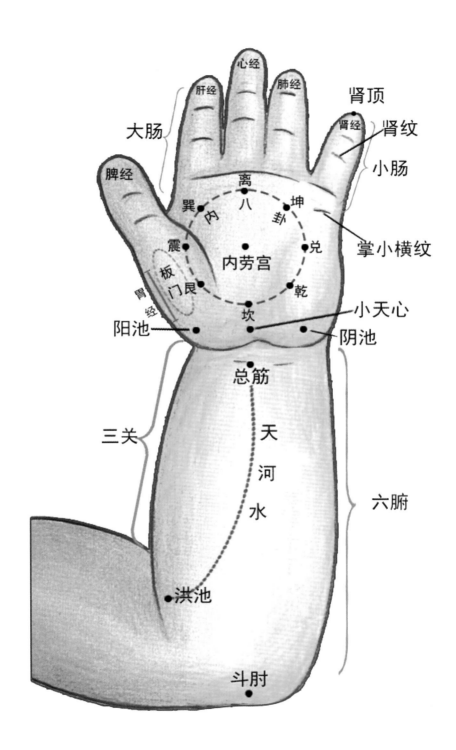

肝经
心经
肺经
肾顶
肾经
肾纹
大肠
小肠
脾经
离
八 卦
巽 内
坤
掌小横纹
震
兑
板
门艮
内劳宫
乾
胃经
坎
小天心
阳池
阴池
总筋
三关
天
河
水
六腑
洪池
斗肘

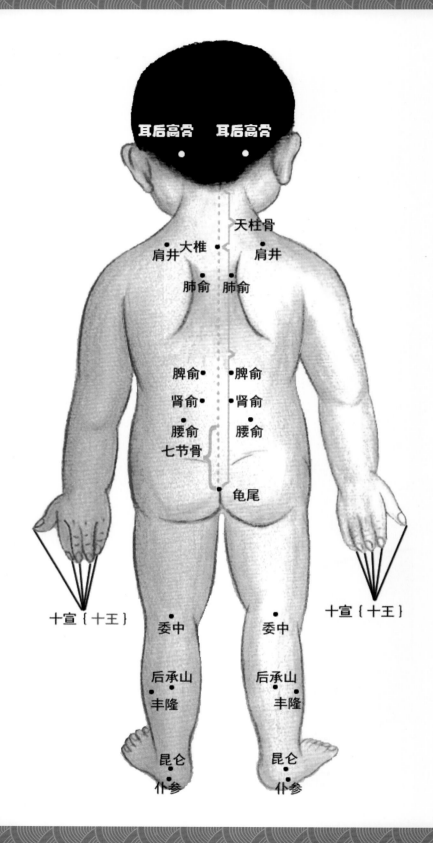

耳后高骨　　耳后高骨

天柱骨

大椎
肩井　　　　　肩井
肺俞　　肺俞

脾俞　　　脾俞
肾俞　　　肾俞
腰俞　　　腰俞
七节骨

龟尾

十宣〔十王〕　　　　　　　　　十宣〔十王〕

委中　　　　委中

后承山　　　　后承山
丰隆　　　　丰隆

昆仑　　　昆仑
仆参　　　仆参

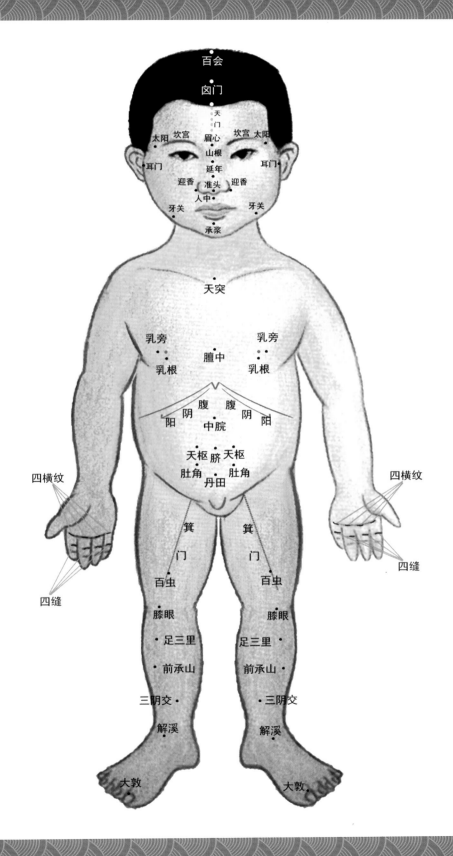

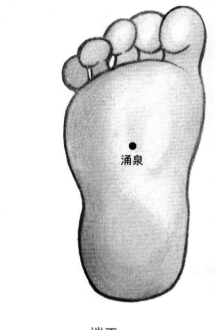

涌泉

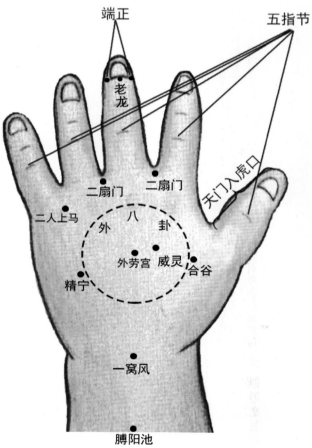

端正　　　　　　　　　五指节

老龙

二扇门　　二扇门　　天门入虎口

二人上马　　　外　八　卦

外劳宫　威灵　合谷

精宁

一窝风

膊阳池